No lo llames inflamación

No lo llames inflamación

Lo que tienes es un desequilibrio inmunitario y metabólico

MIODRAG BORGES

alienta
EDITORIAL

Alienta es un sello editorial de Centro de Libros PAPF, SLU.
Av. Diagonal, 662-664
08034 Barcelona
www.planetadelibros.com

Primera edición: mayo de 2026
Depósito legal: B. 25.060-2026
ISBN: 978-84-1344-519-9
Composición: Realización Planeta
Impresión y encuadernación: Unigraf, S. L.
Printed in Spain - Impreso en España

PEFC Certificado
Este libro procede de bosques gestionados de forma sostenible
PEFC
PEFC/14-38-00305
www.pefc.es

Sumario

Introducción

Tres han sido las grandes certezas que he sentido muy profundamente en los últimos años. Esas que encendieron una llama invisible en mi estómago y me hicieron entender que «por ahí era el camino».

La primera: que la nutrición y, en general, todo lo que tiene que ver con la salud humana, eran áreas de conocimiento que necesitaba explorar a pesar de no haber estudiado antes nada relacionado con la biología o la medicina. Y lo hice.

La segunda: que la microbiota era mucho más importante para nosotros (como organismo *a priori* humano en exclusiva) de lo que nunca nos habían contado. Esto pudo ser así porque no supieron hacerlo o porque simplemente no existía el conocimiento que avalara tal idea. Hoy día no queda duda sobre ello, pero fuimos unos pocos los que nos atrevimos a decirlo cuando nadie más lo hacía.

Y la tercera, y más importante para lo que nos concierne en este libro, es que el inmunometabolismo, una incipiente área de conocimiento que descubrirás a lo largo de estas páginas, tenía mucho que decir acerca la salud humana, pero sobre todo de la gran cantidad de enfermedades que nos aquejan, en especial en las sociedades desarrolladas.

En este terreno la inflamación es la protagonista principal. Desgraciadamente, el conocimiento sobre ese fenómeno y, sobre todo, el uso que se hace de él están bastante pervertidos o, al menos, alejados de la realidad sobre lo importante y profundo que es para nuestra supervivencia.

Quizá yo también he podido caer en ese tipo de simplificaciones en mi divulgación. Sin embargo, con *No lo llames inflamación* todo ha cambiado. Por ello, espero ser capaz de transmitirte todo lo que sé sobre el maravilloso universo inmunitario, inflamatorio e inmunometabólico para que, al acabar el libro, tengas una certeza sobre su importancia igual o mayor que la mía.

A lo largo de los próximos ocho capítulos iniciaremos un camino en el que iremos descubriendo paso a paso a los protagonistas de nuestra salud.

En primer lugar, el sistema inmunitario o sistema inmune. Son sinónimos, y utilizaremos ambos conceptos de manera indistinta.

A continuación, ahondaremos en el concepto de *inflamación*, lo que dejará patente la gran cantidad de factores que la modulan, como por ejemplo las mitocondrias, el metabolismo o la microbiota, las figuras centrales de los capítulos 3, 4, 5 y 6.

De esa manera, necesariamente ordenada, habremos sentado las bases para comprender en profundidad los problemas que nos aquejan hoy día, desde la diabetes tipo 2 hasta el cáncer, las enfermedades autoinmunes o las patologías autoinflamatorias, desconocidas para la mayoría.

Con todo ello busco conseguir varias metas:

- Hacer comprender que la inflamación crónica no es un error, sino una consecuencia de un desequilibrio profundo entre inmunidad, metabolismo y entorno.
- Ahondar en ese concepto de entorno para dejar paten-

te que lo que nos rodea y nuestro estilo de vida son tremendamente relevantes a la hora de descifrar por qué enfermamos.

- Trasladar que las enfermedades no transmisibles, como la hipertensión arterial o la aterosclerosis, por ejemplo, también tienen un poderoso vínculo inmunitario, un hecho que hasta ahora ha pasado desapercibido.
- Situar en el mapa, con el protagonismo que merece, el proceso de resolución de la inflamación, vital pero muchas veces olvidado.
- Sobre todo, exponer claramente la complejidad del fenómeno que conocemos como inflamación, así como qué debemos hacer para que esta herramienta de nuestro sistema inmune nos ayude y no se convierta en parte del problema.

Porque para estar saludables no nos vale simplemente con incluir en nuestra alimentación la cúrcuma, el jengibre, los batidos con apio o los suplementos mágicos que cualquier gurú sin conocimiento quiere venderte. El equilibrio inflamatorio, la correcta nutrición inmunitaria o una gestión energética eficiente requieren mucho más que sustancias antiinflamatorias.

Pero si una cosa quiero que te lleves de este libro, por encima de todo, es la idea de que no hay que luchar contra la inflamación, sino que hay que hacerlo por su correcto equilibrio, o reequilibrio, en los casos en los que se haya perdido. Y eso significa inflamarnos cuando es necesario y tener un sistema inmunitario que cuente con las herramientas necesarias para finalizar con éxito dicho proceso inflamatorio.

Con este objetivo, conocerás a fondo los factores que pueden llevar a que dicha herramienta se descontrole, así como los que nos permitirán lograr que funcione como debe. Para ello, ya te adelanto que necesitamos un inmunometabolismo a prueba de bombas. En el capítulo 8 aprenderás cómo conseguirlo.

No obstante, antes de continuar quiero hacer una aclaración importante. Los datos presentados y las recomendaciones que se desprenden de ellos tienen un carácter general. En situaciones de enfermedad y, especialmente, cuando existen desequilibrios inmunitarios significativos, las pautas deben adaptarse de forma individual y aplicarse siempre con el acompañamiento de un profesional sanitario.

Ahora sí. Bienvenidos al maravilloso mundo de la inflamación, el arma más poderosa que nos dio la evolución para nuestra supervivencia.

1

Nuestro sistema inmune: el verdadero protagonista de tu salud

Son muchas las horas que he pasado reflexionando sobre un tema que considero vital para la salud humana y te comparto mi conclusión: no le prestamos la atención que merece a nuestro sistema inmunitario, a pesar de su tremenda importancia.

¿Por qué? Probablemente porque trabaja en silencio, a la sombra, y rara vez se queja. Menos mal que hay grandes divulgadoras como mi querida Sari Arponen, que en su libro *El sistema inmunitario por fin sale del armario* sí que pone en valor a este entramado defensivo que aquí también conocerás en profundidad. Por supuesto, te lo recomiendo.

La realidad es que nuestro sistema inmune, por su configuración y de manera autónoma, no suele provocar dolor. No se nota como una caries, no se ve como un sarpullido, pero está ahí, cada segundo de nuestra vida, trabajando por mantenernos vivos. Por ello entenderlo, apoyarlo y cuidarlo será fundamental si queremos vivir con salud y no simplemente evitar la enfermedad.

Desde estas líneas te puedo prometer una cosa: haré todo lo posible para que, al finalizar este libro, veas con otros ojos a ese conglomerado de células y su entorno que se afanan en cuidar de ti. Además, con ello espero que logres entender por qué en la mayoría de los casos el concepto *inflamación* se utiliza de manera casi banal.

Para comenzar, quiero sorprenderte quebrando un poco el paradigma clásico.

Es bastante probable que tu sensación, basada en lo que te han contado, es que el sistema inmunitario es algo así como un escudo protector. Una especie de muro de defensa que, cuando funciona bien, nos protege de virus, bacterias y cualquier amenaza que podamos imaginar. Algo así como un soldado valiente siempre dispuesto a atacar a todo aquello que nos pueda perjudicar.

Sin embargo, esta imagen, aunque atractiva, es incompleta. Y en algunos casos, engañosa. Porque el sistema inmune no está hecho sólo para combatir. Su función principal no es destruir, sino discernir. Por su propia naturaleza debe ser inteligente y reflexivo porque, de lo contrario, llegan los problemas. Hablamos de un sistema profundamente complejo cuya misión es distinguir entre lo que debe tolerar y lo que debe eliminar.

Dados los tiempos que corren, podemos pensar en él como en una especie de inteligencia artificial (IA) centrada exclusivamente en cuidar de nuestra salud. ¿Sus funciones? Coordinar, regular y mantener la armonía interna sobre la base de las distintas señales que recibe del cuerpo. Aunque ya te adelanto que no está sólo en estas lides.

La gran mayoría de las decisiones importantes que se toman en tu organismo pasan, de un modo u otro, por este sistema, desde cómo reaccionas al polen hasta cómo gestionas una lesión muscular u ósea, incluidas tu sensibilidad a ciertos alimentos o la forma en la que respondes al estrés.

Y, por supuesto, juega un papel crucial en la aparición o prevención de múltiples afecciones, como la diabetes, la enfermedad de Alzheimer o el cáncer, por raro que te parezca. Porque si hablamos de sistema inmune y enfermedades, es probable que pienses en una gripe o una infección. Y sí, obviamente ahí hay un vínculo claro, pero éste también existe con la obesidad, la aterosclerosis y muchas otras problemáticas de la sociedad moderna.

Pero, entonces, ¿por qué nadie nos lo ha contado así?

Tal vez porque durante décadas se nos ha hablado de la salud como una lucha constante. Hay buenos y malos, y lo importante es que ganen los buenos. Sin embargo, esta narrativa simplista no encaja con la complejidad del cuerpo humano. No estamos hechos para vivir en guerra permanente. Estamos hechos para cooperar, adaptarnos y regularnos. Es más, si lo piensas, las personas que están en «constante lucha», ya sea laboral, familiar, personal..., suelen terminar enfermando.

Pues tu sistema inmune es eso: una IA generativa que está aprendiendo de manera continua y en constante regulación. Detecta cambios, interpreta señales, repara tejidos, modula la inflamación y decide si intervenir o mantenerse al margen.

Y aquí aparece una de las grandes claves de este libro: ¡a veces el sistema inmune decide no actuar! Porque actuar también tiene un coste. Generar inflamación es un mecanismo poderoso, pero al tiempo arriesgado, que trae consigo muchos más efectos de los que puedas imaginar. En el capítulo 2 lo explicaremos al detalle.

Y lo cierto es que en su justa medida es una herramienta espectacular, pero en exceso o cronificada es terrible para nosotros.

El ejemplo más claro y sencillo de esa capacidad para discernir si hay que actuar o no es el que podemos ver durante el embarazo para admitir al feto. Si no se diera ese estado de *tolerancia inmunitaria*, tal y como se le conoce científicamente, sería imposible que floreciera la vida en el vientre femenino.

De tolerancia, inmunosupresión y, por supuesto, inflamación, hablaremos largo y tendido en los próximos capítulos. No te preocupes, porque entenderás todos estos conceptos y muchos otros de una manera sencilla.

Es en este punto donde todo empieza a conectarse: el sistema inmune no toma decisiones en soledad. Está en diálogo continuo con otros sistemas, y de forma muy especial con el metabolismo. La disponibilidad de energía, el tipo de nutrientes, el estado de las mitocondrias o el equilibrio de la microbiota influyen directamente en cómo responde. Y cuando esa comunicación falla, aparecen los síntomas de lo que llamamos *enfermedad*.

Este libro es un viaje para entender eso: que la inflamación, sobre todo cuando se cronifica, no es un error, sino una consecuencia de un desequilibrio profundo entre inmunidad, metabolismo y entorno (tanto interno como externo).

Pero, para llegar ahí, primero hay que entender bien quién es el protagonista silencioso de esa historia. Empecemos sentando las bases de lo que entendemos como sistema inmunitario.

1.1. Qué es y para qué sirve el sistema inmune

A nivel fisiológico, el sistema inmune es una red extraordinariamente compleja de células, órganos, tejidos y moléculas, que se encarga de mantener nuestra integridad.

Aunque en ocasiones es visto como un órgano (como el corazón o el hígado), en realidad es una vasta infraestructura distribuida a lo largo de todo el organismo, diseñada para diferenciar lo que es propio de lo que es extraño y actuar en consecuencia.

Su papel es tan esencial que, sin él, un ser humano estaría expuesto a la invasión continua de microorganismos patógenos y toxinas, o a la supervivencia de células dañadas que pondrían en riesgo la vida en cuestión de horas o días.

Para entenderlo en profundidad, podemos imaginarnos un sistema de seguridad de alta tecnología, esa IA de la que te hablaba, cuyo centro de mandos está bien protegido estructuralmente y que además cuenta con múltiples niveles de vigilancia: hay mecanismos de respuesta rápida, pero también existe una memoria histórica de las amenazas recibidas y, además, una capacidad de adaptación impresionante. De manera muy resumida, es una IA que cuenta con múltiples agentes y cada uno de ellos realiza tareas concretas basándose en la información que recibe en cada momento.

Así, este sistema opera constantemente, de manera silenciosa, al detectar señales químicas, identificar patrones moleculares y movilizar recursos para resolver problemas antes incluso de que seamos conscientes de que existen.

Y lo mejor de todo es que no tenemos que esforzarnos en absoluto para que esté en continuo funcionamiento. Sin embargo, nuestra alimentación y estilo de vida sí que pueden ser disruptores de su correcto equilibrio, como iremos descubriendo a lo largo del libro.

En lo referente a las funciones, de manera resumida, podríamos indicar que el sistema inmune cumple esencialmente cuatro:

1. **Defensa frente a patógenos externos**, como bacterias, virus, hongos y parásitos, principalmente. Contamos con una primera línea de defensa en forma de barreras físicas (piel, mucosas), químicas (ácidos, enzimas, pH) y biológicas (microbiota). Si un patógeno las supera, entonces entran en acción nuestras células especializadas que lo detectan y lo eliminan (o deberían...).

2. **Vigilancia interna:** identifica y elimina células anormales, como las que han mutado y podrían convertirse en cancerosas o las que han sido infectadas por un virus, por ejemplo.
3. **Reparación y mantenimiento:** participa en la regeneración de tejidos después de una lesión, eliminando restos celulares y coordinando la reconstrucción.
4. **Homeostasis:** regula y equilibra las respuestas fisiológicas, evitando tanto la falta de reacción como el exceso inflamatorio, ya que éste podría dañar tejidos sanos.

En este sentido, la precisión es fundamental. Una respuesta insuficiente (inmunodeficiencia) deja al organismo vulnerable, pero una respuesta excesiva o mal dirigida (hipersensibilidad o autoinmunidad) provoca daños colaterales graves. Ejemplos de lo primero incluyen infecciones recurrentes o cáncer, y de lo segundo, enfermedades como lupus, la artritis reumatoide o las alergias graves. Y, tristemente, cada vez son más prevalentes, como es probable que sepas o hayas escuchado. Incluso problemáticas que no entran dentro del concepto de *enfermedad* como tal, como la sensibilidad al gluten no celiaca, derivan de esto que te estoy contando.

Ahora que sabemos en líneas generales qué es y qué funciones cumple, pasemos a desgranar los detalles de los protagonistas de nuestra intrincada IA inmunitaria. Pero ya te adelanto una cosa: como casi todo en nuestro organismo y vida en general, la conexión de las distintas partes es tan llamativa y relevante como la funcionalidad individual de cada una de ellas.

1.2. ¿Qué partes del organismo forman el sistema inmune?

Cuando pensamos en nuestras defensas, solemos imaginar ejércitos invisibles de células inmunes patrullando la sangre o los tejidos. Si eres coetáneo mío (que nací a principios de los ochenta) y veías la serie de dibujos *Érase una vez... la vida*, es más que probable que te pase.

Sin embargo, gran parte de la batalla por nuestra salud se libra en un frente mucho más expuesto a las agresiones externas: las barreras físicas, como la piel y las mucosas. Empecemos hablando de ellas, las también llamadas *barreras primarias*, que como irás comprobando poseen características físicas y químicas, pero también inmunológicas y microbianas.

1.2.1. La piel: muralla viva y vigilante del sistema inmune

La piel no es sólo un envoltorio que nos separa del exterior: es el órgano más grande del cuerpo, una frontera dinámica donde se encuentran y cooperan sistemas tan distintos como el nervioso, el vascular, el endocrino y, sobre todo, el inmunitario.

Nuestro revestimiento corporal actúa como un muro físico que bloquea el paso de patógenos y toxinas, pero también como un sensor sofisticado capaz de detectar cambios en el entorno y activar nuestras defensas en cuestión de segundos. Su estructura está diseñada para cumplir una doble misión: ser resistente frente a agresiones físicas (como un golpe o la radiación solar), químicas (cualquier componente dañino de un perfume, por ejemplo) y biológicas (por ejemplo, ante bacterias patógenas), y al mismo tiempo flexible para permitirnos movernos, sentir y adaptarnos a los cambios ambientales.

A nivel defensivo se organiza principalmente en capas y tiene como protagonistas:

- El estrato córneo (la subcapa más externa de la epidermis, que a su vez es la capa más externa de la piel) y las uniones celulares.
- La microbiota cutánea, que compite con los microorganismos potencialmente peligrosos.
- Y un ejército de células inmunes residentes que patrulla sin descanso en busca de señales de peligro.

No obstante, la piel no actúa de forma aislada: se comunica con distintas mucosas, la médula ósea y el resto del sistema inmune a través del envío y recepción de información mediante distintos mensajes químicos y otras señales nerviosas. Sobre señalización inmunitaria y las moléculas implicadas, como las citocinas o quimiocinas, también denominas *citoquinas* o *quimioquinas*, te hablaré en profundidad más adelante. Si este punto te genera dudas, es normal. Pero lo solucionaremos.

Es, en definitiva, un campo de batalla y un centro de mando simultáneamente, donde el equilibrio entre tolerancia e inflamación determina si mantenemos la salud o si abrimos la puerta a la enfermedad.

Asimismo, tal y como nos ha demostrado la ciencia, podemos dividir la actividad inmunitaria de nuestra piel en cuatro apartados:

1. **Microbiota cutánea o dermobiota:** es nuestra barrera microbiana, es decir, el conjunto de bacterias, hongos y virus que viven en la piel (en armonía con nosotros) y cuya función es competir con los patógenos por

los nutrientes y el espacio. Además, se encargan de producir sustancias antimicrobianas que favorecen el equilibrio de este órgano. Podemos entenderla como una barrera biológica, aunque es parte del conglomerado más físico de nuestro sistema inmune.
2. **Estrato córneo:** como te indicaba anteriormente, es la capa más externa de la epidermis, que está formada por corneocitos (células muertas llenas de queratina) y una matriz compuesta principalmente por grasa. Entre otros aspectos, regula el paso de agua hacia afuera y bloquea la entrada de sustancias del medioambiente.
3. ***Tight junctions* o 'uniones estrechas':** quizá te suene este concepto si has estudiado o leído sobre salud digestiva. En relación con la piel, hablamos de complejos de proteínas que sellan el espacio entre las células vivas de la epidermis.
4. **Células de Langerhans:** son células residentes en la epidermis cuya función es cien por cien inmunitaria. Como se relacionan directamente con conceptos como el de *antígeno* o *respuesta inmune adaptativa*, no me voy a extender más aquí, ya que todavía no los hemos tocado. Todo a su debido tiempo.

En resumen, nuestra barrera cutánea protege el organismo de agresiones externas, evita la pérdida de agua y tiene un apartado microbiano, otro físico-químico, uno intracelular y, finalmente, uno inmunológico.

Pero además de todo ello, hay otras características de nuestra piel que participan directa e indirectamente en su funcionamiento inmunitario:

- Su pH ácido, cuyo rango oscila entre 4,5 y 5,5.
- Los ácidos grasos libres del sebo, que cuentan con acción antimicrobiana.

- La sal y la urea del sudor, que tienen un efecto bacteriostático (impiden el crecimiento y la multiplicación de las bacterias, pero no las matan).
- Y otras sustancias como los péptidos y las enzimas antimicrobianas, presentes de manera habitual en ella.

Con todo ello, ya te puedes ir haciendo una idea de la tremenda complejidad del sistema inmune, y eso que sólo hemos empezado a «rascar la superficie», nunca mejor dicho. Este chiste tenía que meterlo. Lo siento.

Curiosidad

La piel también tiene «actividad neuronal».

Los denominados *mecanorreceptores* reconocen una gran variedad de estímulos externos e internos, incluidos patógenos o alérgenos, y envían señales a las células inmunitarias de la dermis para que actúen. Su papel en la respuesta inmune es mucho mayor del que se imaginaban los expertos hasta hace no demasiado tiempo.

Fuente: Feng, X., «Sensory neuronal control of skin barrier immunity».

1.2.2. Mucosas

Ahora paso a hablarte de las mucosas, para mí, una de las grandes infravaloradas en lo que a trabajo inmunitario se refiere.

Por definición, una mucosa es un tipo de tejido que recubre y protege las superficies internas del cuerpo que están expuestas al exterior o conectadas con él a través de conductos. Los ejemplos de mucosas son múltiples y, si bien la mayoría están en el interior del organismo, algunas, como las fosas nasales, el conducto auditivo externo o el prepucio en el caso de los hombres, reciben un impacto directo del exterior.

Habitualmente se distinguen cinco:

- Respiratoria
- Digestiva
- Genitourinaria
- Ocular
- Auditiva

Estas finas y versátiles capas de tejido tienen una misión que va mucho más allá de ser simples «revestimientos»: actúan como filtros inteligentes capaces de dejar pasar nutrientes, oxígeno o estímulos necesarios, mientras bloquean y neutralizan patógenos, toxinas y partículas dañinas. Y lo hacen combinando, de nuevo, barreras físicas, químicas, inmunológicas y microbianas, que cooperan en tiempo real para mantener la integridad del organismo, aunque de maneras muy distintas según la zona en la que nos encontremos. Por ejemplo, las respuestas inmunitarias en el tracto gastrointestinal difieren notablemente de las de los apartados respiratorio o urogenital.

A continuación desgranaré con brevedad las características de estas cinco mucosas esenciales que hemos citado.

Mucosa respiratoria

Si bien el concepto global es el de *mucosa respiratoria*, lo cierto es que hay distintas mucosas que recubren las vías aéreas, desde la nariz hasta los alvéolos pulmonares. Recorren las cavidades nasales (incluyendo los cilios, esos pelillos que comienzan a ser prominentes a edades avanzadas) y pasan por los senos paranasales, la nasofaringe, orofaringe, laringe y tráquea hasta llegar al árbol bronquial, bronquiolos y alvéolos.

Su función principal es filtrar, calentar y humidificar el aire, además de actuar como barrera frente a patógenos y partículas. También es vital aquí el moco, una mezcla viscosa de agua, sales, proteínas y mucinas que atrapa los contaminantes, mientras que los citados cilios los mueven hacia el exterior mediante lo que se conoce como *aclaramiento mucociliar*. Vaya, que tenemos un filtro de última generación en nuestra nariz.

Como datos adicionales sobre esta mucosa, te puedo indicar que tenemos el reflejo de tos y el estornudo, muy vinculados con este proceso de «filtrado y desinfección» y que son mecanismos únicos del apartado respiratorio.

En caso de que queramos tenerlas bien cuidadas, deberemos prestar especial atención a nivel nutricional a las vitaminas A, D y C, y también al zinc y el omega-3, así como al equilibrio microbiano. Además, la calidad del aire que respiramos, el ejercicio físico, la calidad del sueño y el control del estrés serán esenciales para lograr una salud óptima en lo concerniente a nuestras mucosas respiratorias.

Curiosidad

¿Te ha ocurrido alguna vez que al exponerte a la luz solar o alguna luz brillante artificial has estornudado?

Si la respuesta es afirmativa, es probable que pertenezcas al porcentaje de la población mundial (que se calcula entre el 18 y el 35 por ciento) que sufre *síndrome ACHOO* o reflejo de estornudo fotoinducido.

Fuente: Kulas, P., «Investigations on the prevalence of the photo-induced sneezing reflex in the German population, a representative cross-sectional study».

Mucosa digestiva

No te voy a decir que sea la más relevante, pero es cierto que la mucosa digestiva es especial, tanto por su papel inmunitario como por el drástico aumento poblacional de los problemas digestivos en los últimos años, por desgracia de candente actualidad.

En este caso, hablamos de las distintas mucosas que recubren el tracto gastrointestinal, desde la boca hasta el ano. Comienzan en la cavidad oral (incluyendo la lengua y las encías) y pasan por la faringe, esófago, estómago, intestino delgado, intestino grueso y ano. Son la línea de defensa fundamental contra patógenos y toxinas que hayamos podido ingerir y, además, regulan el paso selectivo de nutrientes y agua, mientras evitan la entrada de moléculas dañinas. Teniendo en cuenta la cantidad de veces que ingerimos alimentos o agua a lo largo de nuestra vida, puedes hacerte una idea de lo importante que es esta área.

No vamos a profundizar en su estructura, ya que daría para un libro completo, pero como te indicaba en el apartado de la piel, aquí también son muy relevantes las *tight junctions* (o 'uniones estrechas'), así como el moco y el glicocálix. Este último elemento es una capa formada por carbohidratos unidos a proteínas y lípidos que recubre la superficie externa de distintas membranas de nuestro cuerpo y que, en el caso del aparato digestivo, tiene especial importancia.

Toda esta zona digestiva tiene una especial interacción con la microbiota. Por ello, entre los factores de posibles alteraciones encontramos las dietas bajas en fibra y ricas en ultraprocesados, el uso frecuente de antibióticos y antiinflamatorios, o el estrés crónico y las alteraciones de los ritmos circadianos.

De manera sumamente resumida, debes saber que si la

mucosa se encuentra dañada o inflamada, esa situación será un factor de riesgo de problemas como las úlceras, el síndrome del intestino irritable, la enfermedad inflamatoria intestinal o las alteraciones de la microbiota.

Hay un aspecto especialmente relevante en este sentido y con un vínculo intrincado con la inflamación: lo que conocemos como *integridad de la barrera*, en este caso, intestinal. Nuestras mucosas en ambos intestinos son permeables para permitir el paso de sustancias como vitaminas y minerales, aminoácidos provenientes de las proteínas, agua o electrolitos, por ejemplo. Pero cuando esa integridad o permeabilidad se ve afectada, pueden pasar al torrente sanguíneo toxinas y elementos que ponen en peligro la salud y activan nuestro sistema inmune. Éste es un aspecto habitual en múltiples enfermedades que, como irás comprobando, citaremos una gran cantidad de veces en el libro.

Curiosidad

La mayor parte de tu inmunidad está en el intestino.

Aunque tendemos a pensar especialmente en la sangre al hablar de defensas, el intestino es en realidad el «órgano inmunitario» más grande. Aproximadamente el 70 por ciento de las células inmunitarias del cuerpo residen en el tracto digestivo. Esta potente presencia inmune intestinal se debe a que el tubo digestivo es la puerta de entrada principal a microbios y sustancias externas.

Fuente: Vighi, G., «Allergy and the gastrointestinal system».

Mucosa genitourinaria

Con obvias diferencias entre hombres y mujeres, la mucosa genitourinaria es otra barrera esencial del sistema inmune, que cuenta con una serie de características particulares, porque debe proteger frente a patógenos, pero sin obstaculizar funciones clave como la reproducción, la micción o el parto.

Recorre el tracto urinario en ambos sexos (cálices renales y pelvis renal, uréteres, vejiga y uretra). A nivel genital femenino, pasa por los labios menores y el vestíbulo vulvar, el clítoris, la vagina, el cérvix, el endometrio y las trompas de Falopio. En el caso masculino destaca la uretra peneana (el tramo de la uretra masculina que discurre a lo largo del pene), la mucosa prepucial y la superficie interna del glande.

Su principal cometido es impedir la colonización y entrada de patógenos mientras preserva un microambiente adecuado para la función reproductiva y excretora. En este sentido, la microbiota cumple un papel fundamental. En el caso de la mujer, ésta está dominada por *Lactobacillus* que inhiben patógenos por competencia y participan en la producción de bacteriocinas, un tipo de sustancia que destruye a otras bacterias cercanas (potencialmente dañinas) o evita que se multipliquen.

En el caso del hombre, la microbiota es más limitada, pero tiene presencia de especies comensales (las que conviven en armonía con el ser humano) que ayudan a evitar colonizaciones de «bichitos malos».

No obstante, también hay que destacar la relevancia inmunitaria de cuatro elementos de origen químico y que impactan sobremanera en la defensa contra amenazas:

1. La existencia de un pH ácido en la vagina (4-4,5), mantenido por los citados *Lactobacillus*, que convierten el glucógeno en ácido láctico.

2. Los péptidos antimicrobianos, como las defensinas o las catelicidinas, que lo mismo ayudan en la defensa que en la modulación de la inflamación o cicatrización, en caso de ser necesaria.
3. El moco cervical, que sirve como trampa física y química frente a patógenos.
4. Y finalmente la urea y la osmolalidad (concentración) en la orina, que dificultan el crecimiento bacteriano. Una orina muy concentrada (alta osmolalidad) puede inhibir el crecimiento bacteriano por estrés osmótico. Por ejemplo, *Escherichia coli* (principal causante de infecciones urinarias) crece mejor en orinas diluidas que en orinas muy concentradas.

Por último, hay que destacar la importancia de la regulación hormonal en la respuesta inmunitaria, un apartado que cobra especial importancia en las mujeres. Por ejemplo, la cantidad de estrógenos circulantes, que impacta en la cantidad de glucógeno que se genera (que, como hemos visto, es clave en lo relativo a los *Lactobacillus* vaginales), o la progesterona, que modula la respuesta inmune a nivel local o las desregulaciones producidas con la llegada de la menopausia, son aspectos clave.

Por todo ello, y de manera general y resumida, mantener un buen estado de las mucosas genitourinarias dependerá de:

- Evitar el uso de antibióticos y duchas vaginales, ya que reducen la cantidad de *Lactobacillus*.
- Cambios hormonales (embarazo, menopausia, anticonceptivos hormonales...).
- Diabetes mal controlada (el exceso de glucosa favorece un crecimiento bacteriano no deseado).
- Relaciones sexuales sin protección con múltiples pa-

rejas, con las que se da una exacerbada exposición a patógenos.
- Higiene deficiente o excesiva, en la que ambos extremos son negativos.

Mucosa ocular

Hacer un repaso por la mucosa ocular sin entrar en el uso de lenguaje técnico es casi imposible, así que voy a intentar aterrizar los conceptos para que sean accesibles para todos (y me incluyo en el listado). Que me disculpen los expertos en la materia, pero creo que es la manera correcta de divulgar sobre ello.

La mucosa ocular es como un «forro protector» que recubre la parte blanca del globo y el interior de los párpados. Está formada por varias estructuras que trabajan juntas para mantener el ojo sano, húmedo y protegido de microbios.

Para ello contamos con dos capas principales: la de células *de la superficie*, más una segunda denominada *de soporte*. A ellas hay que añadir las glándulas auxiliares y la película lagrimal.

A nivel químico, las lágrimas, esas gotitas que tanto nos cuesta mostrar algunas veces, son absolutamente claves. Contienen sustancias como la lisozima, la lactoferrina, la lipocalina o los péptidos antimicrobianos que hemos citado con anterioridad (defensinas y catelicidinas). Además, cuenta con un pH ligeramente alcalino en la película lagrimal (entre 7,1 y 7,8), lo cual dificulta la entrada a ciertos patógenos. Finalmente, tiene una microbiota de baja densidad pero estable y una barrera inmunológica local.

Entre los factores que alteran su integridad, y que queremos evitar, encontramos:

- El uso prolongado de lentes de contacto, ya que reduce la oxigenación y altera la microbiota.
- La exposición a contaminantes, polvo o luz ultravioleta excesiva.
- La deficiencia de vitamina A, porque afecta a la producción de mucinas, una sustancia vital para que la superficie del ojo esté siempre húmeda, lisa y protegida.

Mucosa auditiva

La última de las mucosas comprende la trompa de Eustaquio y el oído medio. En este caso, siendo precisos, el oído externo no sería parte de la mucosa, ya que está recubierto por otro tipo de células, así como tampoco lo sería el oído interno.

La mucosa auditiva tiene la misión principal de proteger frente a patógenos, mantener la ventilación y el drenaje del oído medio y preservar la audición. En este cometido, el famoso cerumen que todos acumulamos en menor o mayor medida, los péptidos antimicrobianos y el moco producido en la trompa de Eustaquio son fundamentales.

A nivel de microbiota, lo cierto es que destaca por su escasa cantidad, aunque sí cobra más importancia en el oído medio, ya que alberga bacterias beneficiosas como *Staphylococcus epidermidis* o *Corynebacterium* que dificultan la colonización de patógenos.

Y si te lo preguntas..., sí, el uso de bastoncillos es negativo para tu salud auditiva, especialmente si se hace con regularidad. Y es que el cerumen no es «suciedad», nos ayuda a mantener un pH ácido, tiene lípidos antimicrobianos, atrapa polvo y microorganismos y actúa como barrera física. Por ello, al retirarlo de forma repetida, el conducto queda más expuesto a infecciones como la otitis externa.

Curiosidad

Históricamente, la administración de vacunas se ha centrado en los músculos y la piel.

Sin embargo, en la actualidad, existe un creciente interés en desarrollar vacunas mucosas. *A priori*, cánceres epiteliales, es decir, aquellos que surgen en las superficies de los órganos, como los de cabeza y cuello, pulmón, estómago, cuello uterino o vejiga, se podrían ver ampliamente beneficiados de esta estrategia. El tiempo dirá.

Fuente: Baker, J. R., «The unfulfilled potential of mucosal immunization».

1.2.3. Las células inmunitarias

Dejamos atrás las barreras físicas y, por fin, llegamos a las pequeñas grandes protagonistas, las células inmunitarias (y ya te adelanto que todas no son glóbulos blancos).

Si bien hay múltiples clasificaciones de ellas, por ahora las vamos a dividir entre las que corresponden a la parte del sistema inmune *innato* y, en otro grupo, las del sistema inmune *adaptativo*. El primero es de respuesta rápida, y el segundo más complejo y con memoria. Quédate con eso como idea principal. Dentro de algunas páginas te hablaré largo y tendido sobre ambas vías de actuación inmunitaria.

Veamos, antes de ello, cuáles son los principales aspectos de estas importantes células.

Pertenecientes al sistema inmune innato

Neutrófilos

Los neutrófilos son algo así como la primera gran línea de defensa celular del sistema inmune. Se producen en grandes cantidades en la médula ósea y circulan por la sangre esperando una señal de alarma. Cuando un tejido emite algún indicador de peligro (por ejemplo, ante una infección bacteriana), los neutrófilos son los primeros en llegar. Su especialidad es la fagocitosis, es decir, engullen bacterias, hongos y restos celulares, y los destruyen mediante enzimas y radicales libres.

Sí, generan radicales libres.

Este punto es perfecto para hacer un breve inciso en forma de reflexión. Los neutrófilos, las células inmunitarias más abundantes de cualquier ser humano al representar entre el 50 y 70 por ciento de todos los leucocitos circulantes en un adulto sano, utilizan para defendernos una sustancia que en exceso daña a las grasas, proteínas y ADN (lo que se conoce como *estrés oxidativo*). Además, contribuye a la inflamación crónica, el envejecimiento celular y la aparición de patologías como la aterosclerosis, el cáncer o la neurodegeneración.

Es decir, que si mi cuerpo genera alertas inmunitarias de manera constante y los neutrófilos están «trabajando» sin descanso, es bastante probable que mi cantidad de radicales libres circulantes sea superior a lo aconsejable y me predisponga, entre otras cosas, a esa inflamación crónica que tanto queremos mantener a raya. Éste es sin duda un aspecto muy relevante, pero sigamos adelante hablando de las características de estas células.

La vida de los neutrófilos es corta, apenas unos días, pero en ese tiempo suelen cumplir una función esencial: contener una infección hasta que el resto del sistema inmune pueda organizarse.

Dicho de esta manera, podrías tender a pensar que «actúan ante ataques microbianos y que no hay peligro de inflamación crónica, porque pocas veces nos enfrentamos a algo así». Pues debes saber que no es cierto. Además de en las situaciones ya indicadas, los neutrófilos se activarán en contextos tan diversos y vinculados a nuestro estilo de vida como el exceso de tejido adiposo (obesidad), la hiperglucemia crónica (diabetes tipo 2), hipercolesterolemia, disbiosis intestinal (desequilibrio en la microbiota) y el consumo excesivo de alcohol o de sal en la dieta.

Todo empieza a encajar...

Eosinófilos

Si los neutrófilos son, principalmente, especialistas en bacterias, los eosinófilos están entrenados para enemigos más grandes: los parásitos. Suelen actuar en infecciones por helmintos (un tipo de gusano parásito de gran tamaño) con la liberación de proteínas tóxicas capaces de dañarlos.

Sin embargo, su papel no termina ahí. También participan en las reacciones alérgicas, donde la secreción de sus gránulos (compartimentos donde almacenan sustancias químicas como la histamina, enzimas o proteínas tóxicas) puede provocar inflamación, picor y daño en los tejidos.

Su presencia en la sangre suele aumentar en personas con alergias o asma, lo que refleja su doble papel: son protectores frente a ciertos patógenos, pero también protagonistas de respuestas inmunitarias desajustadas. Es decir, que en personas con autoinmunidad o simplemente con sistemas inmunes deficientes, el exceso de actividad de estas células está garantizada.

Nuevamente, inflamación...

Curiosidad

El estrés psicosocial (laboral, amoroso, económico...) activa y altera la cantidad y actividad de las células inmunitarias como los eosinófilos y también otras, especialmente en pacientes con dermatitis atópica.

Este hallazgo, lejos de ser novedoso, tiene casi un cuarto de siglo. Por tanto, el equilibrio emocional también juega un papel primordial en el sistema inmune y la inflamación.

Fuente: Buske-Kirschbaum, A., «Stress-induced immunomodulation is altered in patients with atopic dermatitis».

Basófilos

Los basófilos son los menos abundantes dentro de los considerados *granulocitos*, pero su influencia es notable. Se denominan así porque su citoplasma contiene gránulos visibles al microscopio (como los neutrófilos y los eosinófilos). En este caso, sus gránulos contienen histamina y otras moléculas proinflamatorias. Su activación está estrechamente vinculada a las reacciones alérgicas y a la inflamación asociada a éstas.

Aunque son parecidos a los mastocitos, de los que te hablaré a continuación, su ubicación es distinta: circulan sobre todo por la sangre.

Su función puede resumirse en ser una especie de IA centinela que, al activarse, inicia una cascada inflamatoria capaz de reclutar otras células inmunes y aumentar la permeabilidad de los vasos sanguíneos, es decir, el paso de sustancias o en este caso de células, lo que facilita la llegada de «refuerzos» al lugar del problema.

Mastocitos

Los mastocitos podrían considerarse algo así como los primos hermanos de los basófilos, ya que son muy parecidos, aunque cuentan con una diferencia clave: residen en los tejidos, en especial en la piel, mucosas y zonas expuestas al ambiente, en lugar de en la sangre.

Al igual que los basófilos, liberan histamina y otras sustancias como las prostaglandinas cuando detectan una amenaza. Su respuesta es inmediata y espectacular: vasodilatación, enrojecimiento, picor e incluso anafilaxia (una reacción alérgica severa y que puede ser mortal) en casos extremos.

Más allá de la alergia, los mastocitos cumplen una función esencial en la defensa frente a parásitos y en la regulación del microambiente inflamatorio. Estamos, nuevamente, ante un tipo de IA centinela, en este caso para piel y mucosas, principalmente.

Monocitos

Los monocitos son unas células versátiles que circulan por la sangre a la espera de señales de inflamación.

Son los precursores de los macrófagos (los siguientes de los que te voy a hablar) y de ciertas células dendríticas (tienen prolongaciones muy finas y ramificadas que recuerdan a las dendritas neuronales, de ahí su nombre); es decir, que dependiendo de los estímulos que reciban pueden convertirse en otro tipo de células inmunitarias. ¡Bum!

Añadimos una capa más de complejidad: el contexto inflamatorio e inmunitario modula el desarrollo del tipo y cantidad de células inmunes de nuestro cuerpo. Y esto, como veremos a lo largo del libro, es extraordinariamente relevante para entender en profundidad la inflamación.

En su primera etapa, los monocitos, mientras permanecen en la sangre, se dedican a fagocitar ('comer') patógenos y restos celulares y a producir citocinas (sustancias pro o antiinflamatorias), pero su verdadero potencial se revela cuando maduran. Podemos pensar en los monocitos como en una IA general que vamos a entrenar en una tarea específica según necesitemos.

Macrófagos (mis células inmunitarias predilectas)
Los macrófagos son los auténticos guardianes tisulares, es decir, protegen, vigilan y defienden los tejidos de manera constante. Aprovecho para indicarte que utilizaremos mucho el concepto de *tisular* como sinónimo de «relativo a los tejidos» a lo largo del libro.

Derivados de los monocitos, como te contaba en el apartado anterior, los macrófagos se instalan en los órganos y se adaptan al entorno. Por ejemplo, en el hígado se llaman *células de Kupffer*; en el cerebro, *microglía*, y en los pulmones, *macrófagos alveolares*.

Su papel principal es fagocitar patógenos y restos celulares, pero también son una pieza clave en la reparación de tejidos.

Además, los macrófagos son presentadores de antígenos, lo que es una función clave para el sistema inmune. Te lo intento explicar de manera sencilla. Tras engullir un patógeno, los macrófagos muestran fragmentos de él en su superficie para alertar a otras células más complejas del sistema inmune adaptativo (los linfocitos T de los que te hablaré en breve). Así, estas otras podrán reconocer en un futuro a dicho patógeno y actuar ante una posible alerta de manera más rápida y eficiente.

Finalmente, también producen citocinas que modulan la inflamación, con lo que pueden actuar como promotores de la respuesta inflamatoria (se convertirían en macrófagos del tipo M1) o como reparadores (tipo M2), según el contexto. De nuevo esto es esencial. En un cuerpo con alertas inmunitarias constantes, es habitual que el total de macrófagos esté desequilibrado en favor del tipo M1, es decir, proinflamatorio. De esta manera, el propio sistema inmune estaría favoreciendo la cronificación de la inflamación en un ciclo sin fin y altamente patogénico.

Más adelante en el libro hablaremos de la microglía y ampliaremos la información acerca de los macrófagos, ya que son los protagonistas principales en lo que a inflamación y enfermedad se refiere, especialmente por su impacto en la fase de resolución de la inflamación, uno de los puntos clave de la salud de nuestro organismo.

Curiosidad

Líneas recientes de investigación están abordando como la aterosclerosis, es decir, la enfermedad crónica de las arterias en la que se forman placas en la pared interna de los vasos sanguíneos, podría tener una más que relevante dependencia del equilibrio inmunitario, con los macrófagos como principales protagonistas. Lo que significa que no hablamos simplemente de una acumulación de sustancias y una obstrucción. Quizá se trate de una enfermedad autoinmune...

Fuente: Jiang, M., «A bibliometric analysis of macrophage-associated immune regulation in atherosclerosis: Advances in the mechanisms of pathogenesis».

Células dendríticas

Te las citaba hace un momento. Estas células tienen una gran capacidad para recopilar antígenos (esas moléculas que pueden ser reconocidas por el sistema inmunitario) y presentarlos a los linfocitos T. Así cumplen un rol clave como vínculo entre el sistema inmune innato y el adaptativo.

Si bien existen distintos tipos de células dendríticas, todas comparten la función de ser vigilantes orientadas a la detección y la comunicación. Continuando con el símil de la IA, serían como agentes en continuo funcionamiento buscando información relevante para los miembros de otra IA más especializada en neutralizar amenazas.

Células NK (*natural killer*) y células linfoides innatas
Finalmente nos quedan como miembros del sistema inmune innato las células NK (*natural killer*) y las células linfoides innatas.

Se parecen mucho a los linfocitos T y B, aunque éstos son más complejos y forman parte del sistema inmune adaptativo. Pero en el caso de las NK y las células linfoides innatas, éstas no poseen receptores tan específicos como los primeros. No obstante, cumplen un papel esencial en la vigilancia y en la defensa temprana frente a infecciones y procesos tumorales. Son como los agentes IA de emergencia del organismo: actúan rápido, sin esperar órdenes demasiado complejas.

Las NK son sólo un tipo, pero en el caso de las ILC (acrónimo en inglés de *células linfoides innatas*), hay que destacar que sí que existe una familia más diversa.

- Las ILC1 cumplen un papel parecido al de las NK y apoyan la defensa frente a virus y patógenos intracelulares.
- Las ILC2, en cambio, son más afines a respuestas contra parásitos y helmintos.
- Por último, las ILC3 tienen un papel central en la inmunidad de las mucosas y están en constante diálogo con la microbiota intestinal.

En conjunto, las NK y las ILC forman una red de reacción rápida y relativamente especializada que actúa como un puente entre el sistema inmune innato y el adaptativo.

Pertenecientes al sistema inmune adaptativo

En el bloque anterior acabamos de explorar la inmunidad innata, esa primera línea de defensa de nuestro cuerpo rápida y general y que suele tratar a todos los invasores por igual.

Pero nuestro sistema inmunitario es mucho más sofisticado. Por ejemplo: si te contagias de gripe un año, ¿es probable que al año siguiente o durante varios años estés protegido contra esa misma cepa vírica? Pues la respuesta es afirmativa. ¿Cómo logra esto nuestro organismo? Aquí es donde entra en juego la inmunidad adaptativa (o adquirida), el no va más de nuestro sistema defensivo: «aprende y recuerda». Sin embargo, a diferencia de lo que pasa con la estructura innata, aquí la respuesta no es inmediata, sino que se desarrolla a lo largo de varios días. No obstante, lo que le falta de velocidad, lo compensa con una gran precisión y una cualidad asombrosa: la memoria.

¿Qué células forman parte de ella? Te lo cuento.

Linfocitos T

Empecemos hablando de los linfocitos T, de los cuales encontramos varios tipos y subtipos.

- **Linfocitos T vírgenes:** son aquellos que no han sido activados previamente.
- **Linfocitos T CD4+ (*helpers*, 'colaboradores' o 'cooperadores')**: los linfocitos T CD4+ actúan como coordinadores: no participan de la respuesta inmunitaria como tal, pero deciden qué parte del sistema actúa en cada momento. Dependiendo del tipo de amenaza, se diferencian en varios subtipos:

    - **Th1 (defensa contra patógenos intracelulares)**: son especialistas en infecciones donde el enemigo se esconde dentro de nuestras propias células, como ocurre con virus o con bacterias intracelulares. Tienen la capacidad de secretar una de las moléculas más relevantes a nivel inmunitario, el interferón gamma (IFN-γ), que funciona como señal activadora del trabajo de los macrófagos y los linfocitos CD8+ (que conocerás en breve), con el fin de destruir las células infectadas.

- **Th2 (defensa contra parásitos extracelulares):** cuando se trata de gusanos o parásitos grandes, los Th2 toman el mando. En este caso producen otras moléculas, las interleucinas (algunas de ellas, no todas), que reclutan eosinófilos, basófilos y mastocitos.
- **Th17 (inflamación y defensa en mucosas):** también tenemos a los T CD4+ Th17, que se centran en la protección de nuestras fronteras: piel, pulmones, intestinos... Este subtipo celular produce otros dos tipos de interleucinas (una de ellas, la IL-17, de ahí su nombre), las cuales son clave para activar la inflamación localizada y reforzar la barrera epitelial. Gracias a ellos, la mucosa intestinal puede controlar bacterias oportunistas, por ejemplo.
- **Tfh (ayudantes de linfocitos B en centros germinales):** finalmente tenemos a los linfocitos T foliculares o Tfh, que trabajan dentro de los ganglios linfáticos, en unas zonas llamadas *centros germinales*. Su tarea es asesorar a los linfocitos B, ayudarlos a madurar y a producir anticuerpos, es decir, proteínas defensivas que sirven para reconocer amenazas.

- **Linfocitos T CD8+ (citotóxicos):** otro tipo de linfocito T, y en este caso muy especial, es el CD8+. Su denominación de *citotóxico* implica su capacidad de ser tóxicos para las células. Y este hecho es fundamental, ya que su labor es reconocer células propias que por diversos motivos no funcionan correctamente y eliminarlas. Podemos pensar aquí en aquellas que han sido secuestradas por virus u otras que han podido sufrir mutaciones cancerígenas. Una vez identificadas, los CD8+ liberan distintas sustancias como las granzimas y perforinas, unas proteínas que perforan la membrana celular y desencadenan la apoptosis (muerte celular programada). Eliminar las células peligrosas, aunque sean parte de nosotros mismos, es una misión tan esencial que cuidar de nuestros T CD8+ se torna fundamental.

- **Linfocitos T reguladores (Treg):** por último, en el contexto de los linfocitos T, encontramos a los Treg o reguladores. Como te indicaba en la introducción, nuestra inmunidad no está centrada únicamente en atacar, ni mucho menos. De hecho, eso sería tremendamente contraproducente. En este sentido, algunos de los protagonistas más relevantes son estos Treg. Estas células inmunitarias sobresalen por su capacidad de producir moléculas como la interleucina 10 (IL-10) o el TGF-β (acrónimo en inglés de *factor de crecimiento transformante beta*), las cuales funcionan mitigando la inflamación y evitando que el sistema inmune ataque a tejidos propios. Sin estas sustancias, la aparición de problemas autoinmunitarios estaría asegurada.

Además, hay que indicar que tanto los linfocitos T CD4+ como los CD8+ cuentan con un subtipo que son los de memoria, los supervivientes a una amenaza que permanecen en el organismo para mejorar la respuesta en caso de un peligro del mismo tipo.

Linfocitos B

Como te adelantaba anteriormente, nuestro organismo también cuenta con los denominados *linfocitos B*. En este caso, hablamos de células que no están centradas en el ataque, sino en la creación de las moléculas necesarias para que nuestro organismo se pueda defender. Su función, por tanto, es reconocer amenazas y fabricar los anticuerpos específicos para luchar contra ellas.

Permíteme hablarte brevemente de la dualidad antígeno-anticuerpo para que lo entiendas de manera sencilla. Un antígeno es cualquier molécula que el sistema inmunitario reconoce como «extraña» o potencialmente peligrosa: una toxina bacteriana, parte de la pared celular de un parásito, el polen o los metales pesados, por ejemplo, pueden serlo. Nuestras células inmunitarias con memoria tienen la capacidad de reconocer y eliminar estas amenazas, pero para dicha eliminación nos hacen falta, entre otras cosas, los anticuerpos. Éstos son proteínas producidas por los linfocitos B de los que estamos hablando y que están diseñadas específicamente para unirse a esos antígenos (se suele hacer aquí la analogía de la llave y la cerradura).

Por ejemplo, existe un antígeno que encontramos en la pared celular de algunas bacterias específicas, como *Escherichia coli*, bajo el nombre de lipopolisacárido o endotoxina. Cuando los linfocitos B detectan dicho antígeno, se activan para producir los anticuerpos específicos para luchar contra él. En el caso que nos ocupa, inicialmente se produce una gran cantidad de inmunoglobulina M (IgM) y más tarde de inmunoglobulina G (IgG), cuya característica principal es que proporciona memoria inmunológica. Cuando los anticuerpos (las Ig) logran «pegarse» a las zonas donde se encuentran los lipopolisacáridos, esos antígenos que sirven como baliza señalizadora del peligro ponen en marcha una serie de mecanismos que finalizan cuando acaba la amenaza.

Este hecho en sí ya es más que relevante, pero uno de los elementos que hacen que los linfocitos B sean tan importantes es que, como te he expuesto, algunos anticuerpos como la inmunoglobulina G permiten que el sistema inmunitario aprenda del pasado. Lo que ya conoció una vez, puede reconocerlo y neutralizarlo más rápido si vuelve a aparecer.

Ésta es la explicación clásica de por qué las vacunas funcionan: enseñan a los linfocitos B qué sustancia deben producir incluso antes de que exista una infección real.

Una aclaración adicional importante es que los linfocitos B también se subdividen en varios tipos dependiendo de distintos parámetros. A continuación veremos sus subtipos.

- **Linfocitos B vírgenes:** son linfocitos que aún no han encontrado a su enemigo específico. Vagan por la sangre y los ganglios a la espera de toparse con un antígeno que encaje con su receptor.
- **Linfocitos B de memoria:** tras un primer encuentro con una amenaza, parte de los linfocitos B quedan en reserva como parte de la memoria inmunológica. Si el patógeno regresa, responden con rapidez y contundencia.
- **Células plasmáticas:** son los linfocitos B dedicados a fabricar anticuerpos de manera incesante. Se sabe que cada célula plasmática puede producir miles de moléculas por segundo, una auténtica locura. No obstante, y ya hemos visto algo sobre ello, los anticuerpos no son todos iguales:

    - **Inmunoglobulina M (IgM):** es la más rápida en actuar y la primera en generarse cuando se descubre un antígeno nuevo, pero no tan avanzada en la respuesta contra los peligros.
    - **Inmunoglobulina (IgG):** la más abundante y eficaz, resulta clave en la memoria inmunológica.

   - **Inmunoglobulina (IgA):** está especializada en mucosas.
   - **Inmunoglobulina (IgE):** se involucra en alergias y defensa contra parásitos.
   - **Inmunoglobulina (IgD):** es la menos conocida y se relaciona con la activación inicial de los linfocitos B.

Y además de todas ellas, encontramos dos tipos de células adicionales que, aunque no encajan del todo en las categorías clásicas, cumplen funciones muy importantes en lo que a vigilancia inmunitaria se refiere. Son una especie de híbridos o puentes entre la inmunidad innata y la adaptativa.

- **Células NKT:** comparten rasgos de células NK (innatas) y de linfocitos T. Actúan rápido y secretan grandes cantidades de citocinas, que modulan las respuestas inflamatorias y tumorales.
- **Células T γδ (o linfocitos T gamma-delta):** predominan en epitelios como la piel, el intestino o la mucosa respiratoria. Su papel es clave en la vigilancia de fronteras físicas de nuestro organismo y en la reparación de tejidos.

Con ellas concluimos el listado de células inmunitarias que, como hemos visto, cumplen distintos roles, pero interactúan entre sí en muchos casos.

Para completar el puzle inmunitario, aún me queda por presentarte otros puntos destacados, como los lugares donde fabricamos a todos estos pequeños seres. Conozcamos esas zonas de nuestro organismo.

1.2.4. Órganos y tejidos linfoides

Cuando ponemos encima de la mesa el concepto *linfoide*, nos referimos a todo lo relacionado con el linaje de las células del sistema inmunitario derivado de los linfocitos (los que acabamos de analizar y que pertenecen al sistema inmune adaptativo), así como de los tejidos y órganos asociados a ello.

En este sentido, en inmunología se distinguen dos grandes tipos de órganos linfoides: primarios y secundarios. Los primarios se asocian al nacimiento y la formación de nuestras células inmunes, mientras que los secundarios serían algo así como los lugares donde se organizan para estar preparados ante cualquier incidencia. Podemos pensar aquí, perfectamente, en bases militares situadas en puntos estratégicos de nuestro cuerpo.

Órganos linfoides primarios

Médula ósea

Todo lo que te he contado hasta ahora en este libro no podría existir sin la médula ósea. Así que te puedes hacer una idea de su relevancia.

Aunque históricamente hablamos de *médula ósea*, en singular, en realidad nuestro cuerpo cuenta con distintas médulas óseas. Se trata de un tipo de tejido blando que se encuentra dentro de la mayoría de nuestros huesos, en especial en los planos (esternón, costillas, pelvis o vértebras) y en las epífisis (extremos) de los huesos largos, como el fémur o el húmero.

Este conglomerado vascular y celular es el encargado de fabricar la sangre que corre por nuestras venas, nada más y nada menos. Pero no sólo eso, su función hematopoyética (de producción de células sanguíneas) incluye, además de los glóbulos rojos, las plaquetas y todas las células del sistema inmune.

Es aquí donde se generan los dos grandes linajes que definen todo el mapa inmunológico:

- **Linaje mieloide (innato):** neutrófilos, monocitos, macrófagos, eosinófilos, basófilos, mastocitos y la mayoría de las células dendríticas.
- **Linaje linfoide (adaptativo):** linfocitos B, linfocitos T y células NK.

Por todo ello, se suele decir que la médula ósea es el regulador primario del equilibrio inmunitario. Aquí se decide cuánta «fuerza defensiva» se produce, en qué formato y en qué momento.

Curiosidad

Como has podido entrever hablando de la médula ósea, la relación cruzada entre el hueso y el sistema inmunitario existe.

Por ello, problemáticas como la osteoporosis tienen una implicación para la salud que va mucho más allá del riesgo de fracturas o caídas, por su importante impacto inmunitario. Por ejemplo, las mismas citocinas que predominan en muchas enfermedades inflamatorias crónicas están presentes y promueven una mayor actividad osteoclástica (eliminación de hueso) y una menor formación de hueso. Estos y otros aspectos son estudiados por una rama científica muy poco conocida, la osteoinmunología.

Fuente: Walsh, M. C., «Updating osteoimmunology: regulation of bone cells by innate and adaptive immunity».

Timo

El timo es denominado por muchos teóricos como «el gran olvidado de la inmunidad». Ubicado en el tórax, justo detrás del esternón, destaca por alcanzar su máximo tamaño en la pubertad e ir decreciendo con el paso del tiempo.

Está compuesto por linfocitos T inmaduros, células dendríticas y macrófagos, entre otros, y su función principal es la de madurar y «educar» a los linfocitos T. De hecho, esa T viene de *timo*.

Además, su aportación más relevante a nuestra salud es la que se conoce como *selección negativa*, un proceso en el que se eligen sólo a las células de «mayor calidad». En este caso, se le presenta al linfocito T una gran variedad de antígenos propios (componentes normales de nuestro cuerpo) esperando su reacción. Si los ataca, es eliminado enseguida, ya que está llevando a cabo un comportamiento autoinmunitario dañino para nuestra salud.

En este sentido, hay un dato que es realmente sobrecogedor y que deja patente hasta qué punto nuestro sistema inmunitario depende de ser preciso en extremo: sólo el 5 por ciento (o menos) de los linfocitos T alcanzan la madurez. El resto son eliminados en estas pruebas denominadas *procesos de selección tímica*.

Órganos linfoides secundarios

Como te comentaba antes, en el caso de los órganos secundarios, hablamos de los lugares clave en los que se acumula una gran carga de células inmunitarias activas y preparadas para cualquier eventualidad.

Bazo

Situado a la izquierda de nuestro abdomen, cerca del estómago, el bazo actúa como un filtro sanguíneo que elimina células viejas o dañadas. Es un punto clave de activación de linfocitos frente a posibles elementos infecciosos que circulen por la sangre. Además, participa en la maduración y selección de algunos tipos de linfocitos B. Por todo ello, cuando a una persona le han extirpado este órgano, ya sea por culpa de un traumatismo o un tumor, sube el riesgo de infección por patógenos relacionados con enfermedades como la neumonía, la gripe o la meningitis.

Ganglios linfáticos

Aunque todo el sistema linfático está vinculado al inmunitario, se suele hablar de él dentro de la categoría de «otros elementos de soporte» (en breve ahondo en esta cuestión). Sin embargo, los ganglios, esas pequeñas estructuras en forma de judía que tenemos repartidas por todo el cuerpo conectadas por los vasos linfáticos, son considerados órganos secundarios y tienen una gran importancia en el sistema inmune adaptativo. Los más conocidos se sitúan en el cuello (ganglios cervicales), axilas (ganglios axilares) e ingle (ganglios inguinales).

En ellos se da una doble función inmunitaria. Por un lado, sirven para filtrar la linfa, el líquido que circula por el sistema linfático y que es un fluido parecido al plasma, pero con menos proteínas, y, por otro, servir de lugar de encuentro de las células presentadoras de antígenos (como las células dendríticas) y los linfocitos T y B.

Por ello, cuando tienes una infección, es posible que los ganglios linfáticos cercanos al lugar afectado puedan inflamarse e incluso doler. Esto se debe a que están produciendo y acumulando un gran número de linfocitos T y B para combatir la amenaza. De manera aguda o breve no es alarmante, todo lo contrario, es una señal de que tu sistema inmunitario está funcionando activamente. Pero si se prolonga, es síntoma de un problema de mayor envergadura.

Tejido linfoide asociado a mucosas (MALT)
Y finalmente podemos hablar de los MALT o tejidos linfoides asociados a mucosas. Al ser éstas superficies con un gran contacto con patógenos y elementos que pueden provocar infecciones, nuestro sistema inmunitario coloca allí un buen arsenal defensivo. Las más importantes son:

- **Placas de Peyer (intestino delgado):** pequeñas acumulaciones de linfocitos que vigilan la actividad intestinal.
- **Amígdalas y adenoides (orofaringe y nasofaringe):** controlan todo lo que pasa junto con la entrada de aire y alimentos.
- **GALT:** parte del tejido linfoide intestinal, fundamental por su interacción con la microbiota. Es el más grande y funcionalmente más relevante del organismo, ya que en él se sitúan entre el 70 y el 80 por ciento de todas las células inmunitarias de nuestro cuerpo.
- **BALT:** tejido de defensa situado en los bronquios y vías respiratorias.

Otros elementos de apoyo

Además de los órganos y tejidos linfoides, el sistema inmunitario cuenta con estructuras y moléculas de apoyo que facilitan la comunicación, el transporte y la regulación de las respuestas defensivas. Éstos son los más relevantes.

Sistema linfático
Consiste en una red de vasos muy finos que recorren casi todo el cuerpo y transportan la linfa, ese fluido transparente del que te hablaba hace un momento.

Entre sus funciones encontramos el drenar el exceso de líquido de los tejidos, el transporte de grasas absorbidas en el intestino y, sobre todo, la movilización de linfocitos y antígenos hacia los ganglios linfáticos para iniciar la respuesta inmune.

Curiosidad

Existe un sistema linfático oculto en el cerebro.

Durante décadas se enseñó que el cerebro era un órgano privilegiado sin vasos linfáticos. Sin embargo, en 2015, se descubrieron diminutos conductos de este tipo en las membranas que envuelven el cerebro, que lo conectan directamente con el sistema inmunitario.

La presencia de estos vasos sugiere que el cerebro intercambia células inmunes y líquido con el resto del cuerpo, lo que abre nuevas vías para entender las causas y el desarrollo de enfermedades neurológicas que tengan un componente inmune (como la esclerosis múltiple o el alzhéimer).

Fuente: Louveau, A., «Structural and functional features of central nervous system lymphatic vessels».

Células endoteliales

Las células endoteliales son aquellas que recubren el interior de todos los vasos sanguíneos de nuestro cuerpo (arterias, venas y capilares), los vasos linfáticos y el corazón.

Además de funcionar como una barrera, este tipo de células pueden sintetizar citocinas inflamatorias (mensajeros químicos del sistema inmune), detectar y modular la respuesta ante determinados peligros o reclutar leucocitos e, incluso, presentar antígenos (aunque en estas lides no llevan a cabo un trabajo tan relevante como otras células).

Mediadores lipídicos

Los mediadores lipídicos juegan un papel clave tanto en los procesos de inflamación como en los de resolución. Son un tipo de moléculas derivadas de los ácidos grasos, de ahí su nombre.

Algunos de los mediadores más conocidos son las prostaglandinas, los leucotrienos o las resolvinas y protectinas.

Cada uno de estos mediadores cumple funciones distintas que pueden ir desde promover el inicio de la inflamación hasta aspectos vinculados a la regeneración de tejidos.

Factores de coagulación

Y por último encontramos a los factores de coagulación, una serie de proteínas que normalmente participan en los procesos de detención de hemorragias. Se vinculan al sistema inmune, ya que tanto la coagulación como la inflamación son procesos que suelen activarse al mismo tiempo.

Nuestro cuerpo, de manera natural, puede generar un coágulo sanguíneo (lo que conocemos comúnmente como *trombo*), que es una masa semisólida que se forma a partir de componentes de la sangre con el objetivo de detener el sangrado después de una lesión. Pero, además, este coágulo tiene la capacidad de aislar patógenos o facilitar la llegada de células inmunes como los macrófagos, por ejemplo.

Y por si te lo preguntas, una trombosis es, efectivamente, una generación excesiva o inapropiada de estos coágulos en un contexto en el que no debería darse, bien por falta de sangrado, bien porque no es el lugar oportuno... En esencia se trata de un mal funcionamiento del eje coagulación-inmunidad.

Tras estos elementos de apoyo, queda hablar brevemente de tres protagonistas más de nuestro entorno inmunitario: moléculas solubles clave, mitocondrias y microbiota.

Curiosidad

Es probable que vincules la palabra *trombo* o *trombosis* a algo negativo y peligroso: la información que nos suele llegar es como una de las causas más frecuentes de mortalidad a nivel mundial.

Sin embargo, desde finales de 2012 se sabe que la generación de trombos como herramienta inmunitaria es muy importante en la lucha contra patógenos. Este proceso se conoce como *inmunotrombosis*, pero son la desregulación inmunitaria y un contexto alterado los que pueden convertirlo en algo problemático.

Fuente: Engelmann, B., «Thrombosis as an intravascular effector of innate immunity».

1.2.5. Moléculas solubles clave

Aunque ya hemos mencionado varias a lo largo del capítulo, su importancia bien merece un apartado propio. Y es que, como suele ocurrir con otros aspectos de la salud, nuestra capacidad de sintetizar y tener en funcionamiento una cantidad controlada de estas moléculas será fundamental. Todo lo que pase por defecto o por exceso será factor de riesgo de problemas.

- **Anticuerpos (inmunoglobulinas):** las inmunoglobulinas son proteínas producidas por los linfocitos B y las células plasmáticas, cuya función principal es identificar y neutralizar antígenos específicos. Encontramos seis tipos principales (IgM, IgG, IgA, IgE, IgD), y cada una de ellos cumple un rol diferente.
- **Citocinas:** son proteínas que actúan como mensajeras entre las células para regular la intensidad, duración y

tipo de respuesta inmune e inflamatoria. Aquí encontramos a las interleucinas, los interferones, el factor de necrosis tumoral (TNF) o las quimiocinas. Algunas de estas sustancias promoverán la inflamación, otras la activación de las células inmunes y, en algunos casos, su función será justo la contraria, potenciar la resolución o la antiinflamación.

- **Proteínas del sistema del complemento:** el complemento es una parte crucial de nuestra inmunidad innata (la de actuación rápida). Se trata de un sistema compuesto por unas treinta proteínas diferentes (desde la C-1 hasta la C-9, con subtipos intermedios) que permanecen inactivas en la sangre hasta que se detecta un peligro. Lo curioso es que trabajan en cascada, es decir, que la activación de la primera desencadena la activación de la siguiente, y así sucesivamente, creando una reacción en cadena amplificada.
- **Proteínas de fase aguda:** se sintetizan principalmente en el hígado bajo el estímulo de distintas citocinas proinflamatorias. Destacan porque sus niveles aumentan de forma dramática durante las infecciones, inflamaciones o lesiones. De hecho, quizá hayas escuchado hablar de la proteína C reactiva (PCR), un marcador inflamatorio clave y que se mide en analíticas. También encontramos en esta clasificación el fibrinógeno y el amiloide sérico A (AAS).

1.2.6. Mitocondrias

Por muchos motivos, sin las mitocondrias, no estaríamos vivos. Estas estructuras, denominadas en muchas ocasiones *organelos* u *organelas*, suelen ser vistas como una especie de «central energética» por su impagable rol en la generación de ATP (adenosín trifosfato), nuestro combustible y el de todas nuestras células, incluidas las inmunes.

Sin este trabajo, lo que debe ocurrir a nivel inmunitario no pasaría y seríamos completamente vulnerables. Sin embargo, su rol va más allá de la generación de energía. Las mitocondrias actúan también como sensores y reguladores de la respuesta inmune y la inflamación. Te hablaré de todo ello en profundidad en el capítulo 3, dedicado a ellas, así que por ahora lo dejamos aquí.

1.2.7. Microbiota

Y, cómo no, también tengo que nombrar en este punto a nuestra microbiota, ese enorme ecosistema de billones de bacterias, virus y hongos que viven de forma cooperativa en nuestro cuerpo, principalmente en el intestino, y que es un pilar fundamental del sistema inmune.

Entre otros aspectos, la microbiota es un entrenador inmunitario, ejerce también de barrera física y química contra patógenos o genera moléculas vitales para el buen funcionamiento de las células u órganos inmunes. Si nunca has escuchado hablar de ella, no te preocupes, el capítulo 6 lo dedicaré a desgranar su papel clave en nuestra inmunidad y nuestra salud sistémica.

Ahora sí, tenemos ya una fotografía completa de todo el entramado inmunitario. Hemos comenzado con las barreras físicas como la piel y las mucosas, nos hemos adentrado en el maravilloso universo de las células inmunitarias antes de conocer los órganos y tejidos linfoides y, por último, cerrar con las moléculas clave, mitocondrias y microbiota.

Con esta base, hemos asentado los conocimientos para poder hablar con un poco más de profundidad sobre inmunidad innata y adaptativa. Porque, aunque las hemos citado en varias ocasiones, no hemos ahondado en su complejidad y en un aspecto realmente relevante: el equilibrio en la activación de cada tipo en su magnitud necesaria, cosa que es de nuevo fundamental para nuestra salud.

Veamos por qué.

1.3. Inmunidad innata y adaptativa, las dos grandes ramas de nuestro sistema inmune

1.3.1. Inmunidad innata

Somos evolución y supervivencia, y nuestro sistema inmunitario es fiel reflejo de ello.

Lo que hoy llamamos *inmunidad innata* es, en esencia, un conglomerado de mecanismos de defensa instalados en nuestro genoma, producto de un largo tiempo evolutivo. Hablamos de un tipo de respuesta rápida, inespecífica y siempre activa, preparada para atacar. De hecho, y esto es muy curioso, compartimos muchas de las características básicas de este sistema de defensa con una gran cantidad de animales. Eso habla a las claras de su impacto positivo en la supervivencia.

En síntesis, entre las características principales de esta parte de nuestro universo inmunitario encontramos:

- **Inmediatez y rapidez:** es su característica principal. Actúa de forma casi instantánea ante la exposición a un patógeno.
- **Falta de especificidad:** no reconoce antígenos, esas moléculas que «marcan» a los posibles peligros esperando a la llegada de los anticuerpos.

- **No tiene memoria inmunológica (o quizá un poco si...):** históricamente se ha indicado que el sistema innato no tiene la capacidad de recordar encuentros previos con patógenos para mejorar su respuesta. Después te contaré algo a este respecto.
- **Participan en él distintos protagonistas:** el sistema innato está compuesto por barreras físicas y químicas, células y moléculas que están siempre presentes en el organismo, como la piel, las mucosas, algunas sustancias como las citocinas u organismos inmunes como los macrófagos y los eosinófilos.
- **Es esencialmente proinflamatorio:** su manera de actuar es activadora de los signos clásicos de la inflamación. Hablaremos largo y tendido de ello en el capítulo 2, dedicado exclusivamente a la inflamación, pero ya te adelanto que la idea que se hace la mayoría sobre este concepto y su sintomatología en el organismo está asociada con esta parte innata.
- **Es evolutivamente más antiguo:** el sistema inmune adaptativo se iría gestando posteriormente, ante la necesidad de hacer frente a nuevos riesgos vitales.

Me parece más que interesante exponerte en este apartado que, en nuestro día a día, podemos afrontar múltiples problemas que requieran de la actuación de esta parte de nuestro sistema inmune, sin la necesidad de activar el entramado adaptativo. Un pequeño corte o un rasguño, la inhalación del algún microbio, una pequeña contaminación alimentaria, un hematoma leve o una torcedura, por ejemplo, son pequeños activadores de esta parte más primitiva de nuestra inmunidad.

Además, ésta también participa en la eliminación de las células senescentes (viejas o dañadas) o de células tumorales en sus estadios iniciales. Lo importante es que sea así y que únicamente participe la inmunidad innata en la resolución de estos problemas. Porque una sobreactivación inmunitaria innecesaria nunca será buena señal.

Sin embargo, nuestra supervivencia necesita aún de más carga inmunitaria. Y esto no es algo reciente, también viene de lejos. Hablemos, pues, de la inmunidad adaptativa.

Curiosidad

La inmunidad innata también tiene «memoria».

Tradicionalmente se nos ha contado que sólo las células de la inmunidad adaptativa (linfocitos T y B) podían recordar encuentros previos con patógenos. Sin embargo, algunos científicos han puesto encima de la mesa el concepto de *inmunidad entrenada* (o *memoria inmunitaria innata*), la cual funciona de manera similar y se genera a partir de una reprogramación epigenética en células mieloides (como los neutrófilos o los macrófagos) y en las células NK, ambos tipos pertenecientes a nuestro sistema inmune innato.

Fuente: Netea, M. G., «Trained immunity: A program of innate immune memory in health and disease».

1.3.2. Inmunidad adaptativa: flexible pero quirúrgica

Se estima que la inmunidad adaptativa comenzó a evolucionar hace unos cuatrocientos cincuenta millones de años. Está marcada por la llegada de los linfocitos, moléculas como las inmunoglobulinas (Ig) y ciertos genes, entre otros aspectos.

Desde un punto de vista evolutivo, en un período relativamente corto adquirimos las herramientas para crear nuevos tipos de células inmunes, nuestros linfocitos T y B, los más especializados. Además, con un detalle vital, se incorporaron receptores para antígenos que reconocen moléculas ajenas con una especificidad tremenda. Ése fue el gran salto.

Porque nuestra inmunidad innata tiene un pequeño gran problema. Al no discernir de manera eficiente entre lo propio y lo ajeno, y dada su tendencia a abordarlo todo con inflamación, sus errores pueden ocasionar daños en tejido sano. Ojo, que esto también puede pasar con nuestra parte adaptativa, pero es más complicado.

Al igual que hicimos en el apartado anterior, veamos cuáles son las características principales del sistema inmune adaptativo.

- **Memoria inmunológica:** es su característica diferencial. Tras un primer contacto, el sistema produce células de memoria (linfocitos T y B de memoria). Si el mismo antígeno vuelve a atacar, estas células se activan de forma mucho más rápida, intensa y eficaz, a menudo eliminando el patógeno antes de que cause síntomas.
- **Capacidad de contracción:** una vez que el antígeno es eliminado, la respuesta cesa para así evitar dañar tejido propio.
- **Especialización:** produce diferentes tipos de respuestas para combatir distintos tipos de agentes infecciosos.
- **Tolerancia:** su capacidad de reconocer células propias previene el ataque. Cuando perdemos esa tolerancia es cuando llegan las enfermedades autoinmunes.
- **Velocidad de actuación más lenta:** tarda varios días en desarrollarse por completo, al alcanzar su pico de

efectividad entre siete y diez días después de la exposición.

Curiosidad

La «memoria» de las vacunas y enfermedades puede durar toda la vida.

El sistema inmune adaptativo puede recordar un patógeno durante muchísimo tiempo, a veces toda la vida, tras una sola exposición o vacuna. Por ejemplo, algunos estudios sobre personas vacunadas y supervivientes de la viruela revelaron que más del 90 por ciento de los individuos vacunados contra esta enfermedad hacía entre 25 y 75 años, aún conservaban una inmunidad significativa.

Fuente: Hammarlund, E., «Duration of antiviral immunity after smallpox vaccination».

1.3.3. Vinculación de la inmunidad innata con la adaptativa

Pero ¿de qué sirven dos sistemas inmunitarios en un mismo cuerpo si no se comunican entre sí? De poco. Por ello la evolución ha creado un vínculo necesario entre ambos sistemas.

De manera muy sencilla, podemos explicarlo en dos pasos:

- La inmunidad innata detecta señales de peligro, ataca y a su vez activa la respuesta adaptativa mediante las células presentadoras de antígenos (si fuera necesario). Te recuerdo que ciertas emergencias no requerirán de las células más especializadas.

- La inmunidad adaptativa recibe esa señal y amplifica y refina la respuesta, con lo que genera memoria inmunológica para una protección más eficaz en exposiciones futuras.

Vamos a ejemplificarlo a través del consumo de una ensaladilla rusa «un poco pocha».

Es verano y una cantidad significativa de *Salmonella* entra al cuerpo por la boca y se aloja en el intestino.

Esto activa nuestras células innatas, como los macrófagos y las células dendríticas, que se encuentran con la bacteria. Rápidamente fagocitan a la *Salmonella* como parte de la respuesta innata, en un intento por contener a las bacterias o acabar con ellas. Mientras lo hacen, liberan citocinas que causan inflamación y atraen a otras células inmunes al sitio de la infección. En cuanto es posible, las células dendríticas descomponen la *Salmonella* en pequeños fragmentos, los antígenos, que serán llevados al ganglio linfático más cercano para ser presentados a las células del sistema inmune adaptativo.

Allí comenzaría la segunda fase. El linfocito T recibe la señal, se multiplica y libera a su vez otras citocinas que impactan en los linfocitos B, que se convertirán en células plasmáticas generadoras de anticuerpos (y, algunos otros, en linfocitos B de memoria). Esos anticuerpos atacan la *Salmonella,* la neutralizan y la marcan para que los macrófagos la puedan eliminar fácilmente.

Cooperación y trabajo en equipo contra la salmonelosis. Aunque hubiera sido mejor no comerse esa ensaladilla o no haber roto la cadena de frío.

Curiosidad

El sexo influye en la inmunidad, la ciencia no tiene dudas, aunque se da una paradoja llamativa.

Las mujeres tienen un sistema inmune más potente, pero sufren más autoinmunidad. En general, las mujeres cuentan con respuestas inmunes más vigorosas que los hombres: eliminan infecciones más rápido y presentan menor mortalidad frente a enfermedades infecciosas, o suelen responder mejor a las vacunas que los varones. Sin embargo, aproximadamente el 80 por ciento de los casos de problemas autoinmunes ocurren en mujeres.

Parece que el sistema inmune femenino es un arma de doble filo: es más eficiente contra los peligros, pero sufre un mayor riesgo de desregulación autoinmune.

Fuente: Klein, S. L, «Sex differences in immune responses».

1.3.4. ¿Cuáles son las funciones del sistema inmune?

Al inicio del capítulo te contaba de manera resumida que las principales funciones de nuestro entramado inmunitario eran la defensa frente a patógenos externos, la vigilancia interna (es decir, la eliminación de células anormales), la reparación y el mantenimiento de tejidos y, finalmente, la homeostasis inflamatoria. Sin embargo, ya hemos ido atesorando el conocimiento suficiente para poder desgranar y dar algunos detalles interesantes acerca de cada una de esas áreas, ya que, como hemos visto, dependiendo de la alerta que haya que resolver, se pueden activar unos mecanismos u otros.

Defensa contra patógenos

No todas las amenazas en forma de patógenos son iguales, y por ello nuestro cuerpo no responde a ellas de la misma manera.

- **Virus:** en el caso de estos diminutos fragmentos de material genético que necesitan infectar células para reproducirse, las células NK y los interferones tipo I (un tipo de citocinas), por parte del sistema innato, y los linfocitos T CD8+ junto con los anticuerpos, por parte del adaptativo, serán los protagonistas de nuestra defensa.
- **Bacterias extracelulares:** como su nombre indica, son aquellas que pueden sobrevivir fuera de las células, por ejemplo, en la sangre o las mucosas. *Streptococcus pneumoniae* o *Escherichia coli* patógena serían ejemplos de ellas. En este caso, destacan a nivel innato la generación de citocinas inflamatorias como la interleucina 6 (IL-6) o el factor de necrosis tumoral alfa (TNF-α), así como los neutrófilos y macrófagos que intentarán fagocitar dichas bacterias. A nivel adaptativo participarán distintas inmunoglobulinas, como la M y la G (IgM e IgG), todos los linfocitos T cooperadores (Th1, Th2 y Th17) y foliculares (Tfh), y los linfocitos B de memoria. Se trata de una respuesta muy completa, dada la magnitud de este tipo de peligros.
- **Bacterias intracelulares:** estos microorganismos capaces de replicarse dentro de nuestras propias células, como *Listeria monocytogenes* o *Chlamydia trachomatis*, serán combatidas por las células NK y los macrófagos, junto con la activación de distintas citocinas inflamatorias, y a nivel adaptativo por los linfocitos Th1 y los linfocitos CD8+ citotóxicos.

- **Hongos:** en el caso de las levaduras y mohos, como *Candida albicans*, tenemos a los neutrófilos y macrófagos, por la parte innata, y a los linfocitos Th17 y distintas inmunoglobulinas (IgA e IgG) de manera adaptativa.
- **Parásitos tipo I (protozoos):** distinguimos dos tipos de parásitos, fundamentalmente por su tamaño. En el caso de los protozoos, unos pequeños organismos unicelulares, como por ejemplo *Giardia lamblia*, causante de la giardiasis (un tipo de infección intestinal), macrófagos y neutrófilos junto con citocinas y quimiocinas serán nuestra primera línea defensiva, a la que se unirán los linfocitos B y Th1 y T citotóxicos además de distintos anticuerpos en forma de inmunoglobulinas (IgM, IgG).
- **Parásitos tipo II (helmintos):** en este caso hablamos de organismos pluricelulares y mucho más grandes, como las tan temidas tenias (esas que tienen aspecto de gusano). Por su tamaño, fagocitarlos no es posible, así que necesitamos la participación de barreras físicas y químicas para la lucha. El moco, la histamina y otras sustancias tóxicas de mastocitos, basófilos y eosinófilos serán vitales. A nivel adaptativo, principalmente los linfocitos Th2 y numerosas interleucinas serán nuestros defensores.

Como podemos ver, nuestro sistema inmune tiene una increíble capacidad de adaptarse a los distintos peligros y modular así una respuesta adecuada. La parte negativa es que esta capacidad de adaptación es como un castillo de naipes: la pérdida de una pieza puede hacer caer al resto.

Vigilancia y eliminación de células dañadas

Otra de las funciones vitales de nuestro sistema inmune es la detección y destrucción de células anormales o dañadas. Distinguimos varios tipos:

- **Células tumorales:** aquellas que han perdido los mecanismos de control que regulan su crecimiento y muerte. Eso las lleva a comportase de manera rebelde e independiente para buscar su supervivencia por encima de todo.
- **Células infectadas por virus:** se trata de una célula que ha sido secuestrada por ese patógeno. El virus la utiliza para reproducirse a sí mismo y evita que ésta pueda realizar sus funciones normales.
- **Células senescentes y apoptóticas:** este apartado es absolutamente esencial para nuestra supervivencia. Vamos por partes. Una célula envejecida (senescente) y una célula apoptótica (en proceso de muerte celular programada) son dos estados celulares distintos. La senescencia es el punto permanente e irreversible en el que se detiene el crecimiento y la división celular. En el caso de la apoptosis, hablamos del proceso de muerte celular programada, que puede desencadenarse por un daño irreparable, una infección o como parte normal del desarrollo. El reciclaje y la muerte celular, cuando toca, son dos de los puntos clave del mantenimiento de nuestra salud. Si una célula senescente logra saltarse el «protocolo» y multiplicarse, genera un ambiente muy inflamatorio que favorece activamente el crecimiento, la invasión y la agresividad de un tumor en formación, por ejemplo.

Mantenimiento del equilibrio (homeostasis)

Cuantas más horas le dedico al estudio de nuestra salud, más refrendo la idea de que somos homeostasis o, al menos, somos la lucha para lograr conseguirla.

Desde un punto de vista físico, mecánico, cuántico e incluso filosófico, somos un incansable luchador contra la entropía, ese concepto tan ligado al deterioro y el paso del tiempo que llega hasta el caos.

Necesitamos equilibrio: en los niveles de sodio y potasio, el pH en la sangre, el agua intracelular, la presión sanguínea, la glucosa... Son innumerables los ejemplos de funciones fisiológicas que necesitamos que se sitúen en unos rangos concretos. Pues pasa lo mismo a nivel inmunitario.

- Debemos resolver la inflamación cuando ya no se necesita.
- Queremos evitar respuestas excesivas porque dañarían tejidos propios (autoinmunidad).
- Convivimos en tolerancia con la microbiota, pero necesitamos actuar cuando hay un desequilibrio.
- Dependemos desesperadamente de saber distinguir entre «lo propio» y «lo extraño».

Todo ello se resume en los conceptos de *regulación* y *tolerancia inmunitaria* en los que ahondaremos más adelante.

Producción de memoria inmunológica

Otra de las funciones esenciales de nuestro sistema inmune y que logramos (casi) en exclusiva en nuestro núcleo adaptativo de la mano de los linfocitos B y T de memoria es lograr ese recuerdo a nivel inmune que permita una respuesta más rápida y eficaz en infecciones futuras o tras una vacunación.

En un mundo donde nos solemos enfrentar una y otra vez a los mismos peligros, este aspecto es esencial. De otra manera, la pérdida de recursos por nuestra incapacidad de hacer frente a una agresión contra la salud se vería ampliamente afectada.

Cicatrización y reparación de heridas

Nuestra piel es otro de esos maravillosos ejemplos de la complejidad del organismo, en la que está implicada el sistema inmunitario, por supuesto.

Durante muchos años se pensó que la piel era sólo una barrera para protegerse contra una variedad de agresiones del entorno externo. Sin embargo, hablamos de un órgano complejo involucrado en múltiples funciones neuroinmunoendocrinas, es decir, las que dependen de la interacción coordinada entre el sistema nervioso, el sistema inmunitario y el sistema endocrino.

- El sistema nervioso detecta y transmite información mediante impulsos eléctricos y neurotransmisores.
- El sistema endocrino regula funciones mediante la secreción de hormonas al torrente sanguíneo.
- El sistema inmunitario responde a patógenos, daño tisular o estrés mediante citocinas y moléculas inflamatorias.

La cicatrización de heridas es un ejemplo perfecto de esta interacción. Cuando el sistema nervioso detecta el daño, libera señales como la sustancia P que provocan dolor e inflamación local, a lo que el sistema endocrino responde con una liberación de cortisol y adrenalina para controlar esa inflamación y mantener el equilibrio. En ese contexto, nuestro aparato inmunitario recibe señales y, en respuesta, envía células como los neutrófilos y macrófagos para limpiar el tejido y comenzar la reparación.

A medida que la herida cicatriza, el cerebro modula su respuesta a través del nervio vago y el eje hormonal con una reducción de las señales de estrés, que permite que hormonas como los estrógenos, la melatonina o la hormona del crecimiento favorezcan la regeneración del tejido.

Esta colaboración entre nervios, hormonas y células inmunes garantiza que la inflamación cumpla su función sin descontrolarse y que la piel recupere su integridad. Maravilloso.

Sin embargo, hay otro gran ejemplo de labor integrada a nivel neuroinmunoendocrino y que también activará nuestras defensas. Quizá te suene el concepto: estrés.

- Un estímulo estresante activa el sistema nervioso simpático y el eje hipotalámico-hipofisario-suprarrenal (o adrenal).
- El hipotálamo libera CRH (un tipo de hormona), que estimula la hipófisis para que secrete ACTH (otro tipo de hormona).
- Esta ACTH estimula la corteza suprarrenal para liberar cortisol (ésta sí la conocemos todos).

Llegados a este punto podrías pensar que el cortisol, ya que lo vinculamos con el estrés, es una hormona que favorece la inflamación. Pues no, es justo lo contrario. El cortisol modula la respuesta inmunitaria e inhibe el exceso de síntesis de citocinas proinflamatorias. Incluso puede estimular la producción de citocinas que detienen la respuesta inmune, como la interleucina 10 (IL-10).

El problema llega cuando el estrés se cronifica. El cortisol deja de actuar bien y se genera una inflamación persistente. Este aspecto será uno de los pilares sobre los que trabajaremos la comprensión de por qué la inflamación va mucho más allá de lo que históricamente nos han contado y depende por completo de nuestro estilo de vida.

Curiosidad

Por desgracia, las lesiones por quemaduras graves son complejas y los tratamientos tradicionales se quedan cortos.

Por ello se está avanzando en la utilización de biomateriales avanzados junto con la aplicación de células madre. Lo curioso es que dentro los materiales sintéticos utilizados con este fin encontramos silicona y otros tipos de polímeros sintéticos biodegradables, y no sólo sustancias naturales.

Fuente: Shpichka, A., «Skin tissue regeneration for burn injury».

1.3.5. Señalización inmunitaria

Uno de los puntos clave de este libro, y que nos permitirá entender la complejidad de la inflamación, lo encontramos en la señalización inmunitaria, es decir, en cómo se comunica el entramado inmunitario entre sí.

Antes hemos hecho la analogía de que el sistema inmune se parece a una IA, y aquí es donde cobra todo el sentido. Igual que una IA procesa enormes volúmenes de datos en tiempo real para tomar decisiones, nuestras defensas están constantemente analizando miles de señales: moléculas, patrones, cambios en el entorno interno...

En este contexto, la señalización inmunitaria sería el

lenguaje de programación de esa IA. Cada molécula funciona como una línea de código que le indica a cada célula qué hacer, dónde ir y cómo comportarse. Si los datos de entrada son correctos y las órdenes precisas, la respuesta será rápida y eficiente. Si los datos son erróneos o las instrucciones se repiten sin necesidad, la IA inmunitaria puede entrar en bucle... y ese bucle es, en resumen, la inflamación crónica.

Ahondemos, pues, en este interesante apartado de nuestro sistema inmune.

Señalización innata

A nivel innato, nuestras células cuentan con unos receptores de peligro denominados PRR (*pattern recognition receptor* o 'receptores de reconocimiento de patrones'). Éstos están distribuidos en distintas zonas de las células, desde su superficie hasta las membranas internas o incluso las mitocondrias, y los hay de distintos tipos, siendo los más conocidos los TLR (*Toll-like receptors* o 'receptores tipo Toll', un tipo de proteína). Es decir, que cada célula cuenta con distintos tipos de dispositivos de alarma, que detectan señales diferentes y se dividen en dos tipos:

- PAMP (patrones moleculares asociados a patógenos)
- DAMP (patrones moleculares asociados a daño)

En el caso de los PAMP, hablamos de partes de moléculas que son esenciales para la vida de un microbio, pero que no existen en nuestras propias células. Ejemplo de ellos son los lipopolisacáridos presentes en la pared celular de algunas bacterias y que ya he citado anteriormente, los ácidos nucleicos de los virus (partes de su material genético) o la flagelina, que es una proteína presente en los flagelos bacterianos.

Por su parte los DAMP son moléculas propias de nuestras células, las cuales se liberan tras algún evento adverso como una lesión, traumatismo o infección y, por tanto, su presencia es una señal de peligro. Por ejemplo, tenemos el ATP extracelular, es decir, la situación en la que se ha escapado la energía del interior de la célula, lo que sería como una mancha de gasolina en el suelo bajo nuestro coche. También encontramos aquí restos de ADN o ARN, o las llamadas *proteínas de choque térmico*, que se liberan cuando una célula es sometida a un estrés severo.

La recepción de cualquiera de estas señales de peligro iniciará una cascada de señalización. En primer lugar, se da la activación de los factores de transcripción, un grupo de proteínas cuya función principal es controlar la actividad de los genes. Estas moléculas llegarán al núcleo de la célula, promoviendo la síntesis de citocinas inflamatorias, quimiocinas e interferones tipo I si fuera necesario.

Y ahí empezaría la «guerra». Por ejemplo, en el caso de las quimiocinas, éstas atraen activamente a células como los neutrófilos y los monocitos desde la sangre hacia el foco de la infección. Este movimiento es conocido como *quimiotaxis*. Si hiciera falta reclutar a nuestro sistema inmune adaptativo, el proceso será más amplio.

Señalización adaptativa

En el caso del sistema inmune adaptativo, dos son las rutas de señalización principales: las que implican a los linfocitos T y las que implican a los linfocitos B.

Aunque ya los he explicado, es importante recordar aquí que hay distintos subtipos de estas células según su labor:

- **Linfocitos T CD4+ (*helpers*):** coordinan pero no participan en la respuesta inmunitaria como tal. Se subdividen en Th1 (para patógenos intracelulares), Th2 (patógenos extracelulares), Th17 (inflamación y defensa en mucosas) y Tfh (ayudan a madurar a los linfocitos B).
- **Linfocitos T CD8+ (citotóxicos):** se denominan así por su capacidad de ser tóxicos para las células. Son los encargados de nuestro reciclaje de células defectuosas.
- **Linfocitos T reguladores (Treg):** su función principal es mitigar la inflamación y evitar que el sistema inmune ataque a tejidos propios.

Y aunque no son tan numerosos, hay que indicar que tanto los linfocitos T CD4+ como los CD8+ cuentan con un subtipo, los de memoria, cuya función es mejorar la respuesta en caso de una amenaza similar a la que los activó como células inmunitarias.

En el caso de los linfocitos B, destacan:

- **Linfocitos B vírgenes:** aún no se han diferenciado, pero terminarán formando parte de alguno de los dos subtipos que vienen a continuación.
- **Linfocitos B de memoria:** forman parte de la memoria inmunológica tras una amenaza.
- **Células plasmáticas:** se dedican a fabricar anticuerpos de manera incesante.

Con todo el ecosistema aclarado, veamos cómo funcionan las cascadas de señalización adaptativa.

Linfocitos T

La activación de un linfocito T virgen requiere generalmente tres señales principales:

1. **Antígenos:** en este caso el receptor de células T, que se encuentra en la membrana de nuestros defensores, reconoce una sustancia que puede provenir de una activación genética o de las denominadas *células presentadoras de antígenos*, de los que las células dendríticas son el mejor ejemplo.
2. **Coestimulación:** otras moléculas propias de la célula T y también de las células presentadoras de antígenos generan un segundo estímulo activador.
3. **Señalización por citocinas:** última fase y muy relevante, ya que influirá en la diferenciación del linfocito T para convertirse en uno de los subtipos que ya conoces. Por ejemplo, las interleucinas en diferentes subtipos funcionales como IL-2, IL-12 o IL-4, dirigen al linfocito T CD4+ a diferenciarse hacia Th1, Th2, Th17, o Tfh, cada uno con distintas funciones.

Linfocitos B

En este caso, las tres fases son las siguientes:

1. **Antígenos:** estas células inmunitarias cuentan con una o varias inmunoglobulinas (anticuerpos) fijadas en su membrana, las cuales pueden unirse directamente a los antígenos.
2. **Cascadas de señalización intracelular:** comienza entonces una cadena de reacciones químicas que permite que el linfocito B «entienda» que ha llegado el momento de activarse, multiplicarse y fabricar anticuerpos.
3. **Activación dependiente o independiente de los linfocitos T:** como hemos visto, los linfocitos Tfh ayudaban a los B a «elegir su camino». Pues éste es el momento en el que lo hacen. A través de distintas interleucinas,

como IL-4 o IL-21, proporcionan la información necesaria para la maduración de los linfocitos B.

Sin duda, hablamos de procesos complejos (y eso que los he resumido muchísimo) y cargados de protagonistas a nivel celular, molecular e incluso genético. Sin embargo, quiero que te quedes con una idea importante a este respecto: las señales que inducen la elección del tipo de célula inmunitaria en la que se convierten son un punto clave en lo que a salud y enfermedad se refiere. Por ello, propiciar el contexto necesario para que todo ocurra como debe puede ser el garante de poder vivir en armonía a medio y largo plazo. Veremos cómo en la última parte del libro.

En el siguiente bloque te voy a hablar de regulación y tolerancia inmunitaria. Sin embargo, permíteme primero sorprenderte con algunos datos relacionados con la señalización y activación inmunitaria:

- **Exceso de grasa corporal:** el tejido adiposo actúa como un generador constante de señales proinflamatorias, como si avisara de una infección que no existe.
- **Disbiosis intestinal:** algunos fragmentos bacterianos que escapan al torrente sanguíneo son interpretados como intrusos y activan receptores de alarma.
- **Hiperglucemia crónica:** la glucosa elevada activa vías inflamatorias, que envían órdenes de ataque constantes.
- **Estrés prolongado:** el exceso de cortisol y adrenalina altera la calibración de nuestra IA inmunitaria, haciendo que no sepa cuándo desconectar.

¿Y qué hay del gluten, los aditivos, edulcorantes, el alcohol, el tabaco...? Lo analizaremos en profundidad más adelante, en el capítulo 2. Porque quizá ahí estén gran parte de las respuestas a las incógnitas que tenemos con respecto a la inflamación y las enfermedades, tanto autoinmunes como las que no lo son.

1.3.6. Regulación y tolerancia inmunitaria

Como ya he comentado en varias ocasiones, y no me cansaré de hacerlo: es esencial el equilibrio entre atacar patógenos y otros peligros, y proteger tejidos propios.

Y a esta idea subyace otra muy relevante: cuidar el sistema inmune no significa activarlo indiscriminadamente, sino mantenerlo en homeostasis. Nuestra inmunidad debería actuar con extrema precisión para responder con fuerza cuando es necesario y apagarse cuando el trabajo está hecho.

Lo mejor de todo es que tenemos herramientas para hacerlo, sólo hay que cuidarlas. Recuerda que, por ejemplo, contamos con células inmunitarias como los macrófagos, que en su variante M2 tendrán un papel antiinflamatorio y regulador, al igual que hacen los linfocitos T reguladores.

Un caso menos conocido es el de los eosinófilos, que, aunque a menudo los asociamos a las alergias, tienen la capacidad de liberar enzimas que pueden degradar sustancias proinflamatorias, como la histamina, lo que ayuda a la resolución de la inflamación.

Pero es que en el apartado molecular los ejemplos son muchos y diversos:

- **Mediadores prorresolución especializados:** lipoxinas, resolvinas o maresinas, unas moléculas tremendamente infravaloradas hasta ahora.
- **Citocinas y factores de crecimiento antiinflamatorios:** algunos tipos de interleucinas, como la IL-10, el factor de crecimiento transformante beta o el factor de crecimiento similar a la insulina, entre otros.

- **Otros protagonistas:** los glucocorticoides como el cortisol, como ya te expliqué, o moléculas como la anexina A1 también serán mediadores de esos procesos de resolución inmunitaria.

Esto explica que, en un contexto equilibrado donde todos los implicados funcionen con normalidad, podamos prevenir infecciones, controlar la inflamación, evitar enfermedades autoinmunes o frenar distintos procesos degenerativos asociados al envejecimiento. Todo ello está vinculado a los mecanismos de regulación y tolerancia inmunitaria. Y esto es ciertamente relevante porque, además de lo indicado, nuestro sistema inmune está implicado en otras funciones corporales que, *a priori*, no deberían tener una gran carga inmunitaria.

1.3.7. El sistema inmunitario tiene funciones que van más allá de la defensa contra patógenos

No tengas duda, tu sistema inmunitario participa en una gran cantidad de procesos fisiológicos clave. Esto implica una estrecha comunicación y colaboración con otros sistemas del cuerpo, como el metabólico, el nervioso central y el cardiovascular. De hecho, si has leído los apartados de curiosidades anteriores, recordarás que en uno de ellos te hablo de las interacciones neuroinmunometabólicas. Te pongo algunos ejemplos:

La microbiota intestinal y el eje intestino-cerebro

La microbiota produce, entre otras cosas, ácidos grasos de cadena corta, como el butirato, los cuales tienen potentes efectos antiinflamatorios en el intestino. Además, sintetiza (o ayuda a hacerlo) distintos neurotransmisores, como la serotonina, y se comunica con el cerebro vía nervio vago. En consecuencia, una microbiota desequilibrada (disbiosis) puede llevar a una inflamación intestinal (inmune) que afecta al cerebro (neuro), lo que se vincula con trastornos del estado de ánimo, ansiedad, y alteraciones metabólicas.

Eje hipotalámico-hipofisario-suprarrenal (HPA) y el estrés

El eje HPA es el principal sistema de respuesta al estrés, y es un ejemplo clásico de la comunicación neuroendocrino-inmune-metabólica, como ya he indicado en páginas anteriores. Su protagonista principal es el cortisol, que es un potente inmunosupresor y antiinflamatorio. Su exceso crónico favorece la resistencia a la insulina y la inflamación crónica de bajo grado.

Inflamación inducida por la dieta y resistencia a la insulina

La acumulación excesiva de tejido adiposo (grasa) se asocia con una disfunción metabólica, incluida la resistencia a la insulina, que tiene un efecto muy contraproducente a nivel inmunitario. Por ejemplo, los macrófagos tienden a convertirse en mayor medida hacia el fenotipo proinflamatorio (M1) y a liberar además de manera excesiva una gran cantidad de citocinas proinflamatorias. Este fenómeno tiene, adicionalmente, implicaciones a nivel cerebral, ya que altera el control del apetito y el gasto energético.

El nervio vago y el reflejo antiinflamatorio

El nervio vago, una de las partes principales del sistema nervioso parasimpático, actúa como un cable de comunicación entre el cerebro y distintos órganos internos.

Si no has escuchado hablar de él, te recomiendo muy mucho el excelente libro de mi querido Antonio Valenzuela titulado *Estimula tu nervio vago*. Así podrás comprobar su extraordinaria importancia.

En lo que nos ocupa aquí, el nervio vago destaca por liberar un neurotransmisor denominado *acetilcolina*, que sintetizamos a partir de la acetil coenzima A y la colina, el cual inhibe la síntesis de citocinas proinflamatorias. Por tanto, la señalización neurovagal tiene un efecto protector sobre el metabolismo al mitigar la inflamación excesiva.

1.3.8. Cuando el sistema inmune decide «no actuar»

Como te venía contando, es casi tan relevante que el sistema inmune nos defienda de posibles amenazas como que no responda a ciertos estímulos porque podría estar dañando de esa manera nuestra salud. Piensa en que, por ejemplo, no queremos que nuestro cuerpo actúe en contra de las proteínas de la leche materna en lactantes, la microbiota que vive en armonía con nosotros o incluso antígenos propios, como por ejemplo los que están en las células beta del páncreas y que son atacados en los casos de diabetes tipo I e impiden a los afectados generar insulina.

En este sentido, tenemos diversos mecanismos para mantener esa tolerancia y equilibrio y evitar así el daño autoinmune.

Estados de anergia

Cuando hablamos de anergia, nos referimos a un estado de inactivación funcional de los linfocitos (células T o B). Esto quiere decir que éstos están vivos, pero no van ni a multiplicarse ni a generar citocinas o anticuerpos. En este caso, lo normal es que reciban señales en forma de antígenos, pero que nunca llegue la fase de coestimulación que veíamos anteriormente. Éste es uno de los mecanismos de control cruciales a la hora de evitar la autoinmunidad.

Ignorancia inmunológica

Nuestro cuerpo cuenta con ciertos tejidos que están protegidos por barreras físicas que impiden que los linfocitos T y B entren en contacto con sus antígenos. El cerebro, la córnea del ojo, los testículos y el útero en madres gestantes son ejemplos de sitios con privilegio inmunológico. En estos casos, el sistema inmunitario hace algo así como «ignorar» su existencia.

Asimismo, también puede darse una baja concentración de antígenos o una ausencia de células presentadoras, con lo que no se alcanza el umbral mínimo para activar el sistema inmune. Esto también forma parte de la ignorancia inmunológica.

Regulación por el microambiente

Algunos tejidos (como el intestino o la placenta) promueven un microambiente inmunosupresor para evitar una respuesta inflamatoria innecesaria. Esto se da, por ejemplo, en el hígado, un órgano que recibe constantemente toxinas leves, fragmentos bacterianos y restos alimentarios procedentes del intestino. Para evitar una inflamación permanente, sus células inmunes producen señales antiinflamatorias como la interleucina 10 (IL-10), favoreciendo así la tolerancia frente a estímulos cotidianos sin activar respuestas agresivas.

Agotamiento o supresión

Finalmente, tenemos uno de los peores escenarios posibles de inactivación inmunitaria. En infecciones crónicas o cáncer, las células T pueden llegar a un punto en el que estén «exhaustas» y no puedan responder adecuadamente. Este hecho suele estar acompañado de un microambiente inflamatorio desregulado y una coestimulación inadecuada.

En este contexto, los linfocitos T disminuyen su citotoxicidad, proliferan poco, tienen baja memoria y dejan de responder a los estímulos.

En resumen, hay momentos en los que el sistema inmune decide no actuar de forma intencionada y regulada, y esto es tan importante como su capacidad de activarse.

Curiosidad

El embarazo es el ejemplo perfecto de paradigma inmunológico.

Cuando una mujer queda embarazada, su cuerpo hospeda un feto que es genéticamente mitad ajeno, por toda la carga paterna.

En teoría el sistema inmunitario materno debería reconocer al feto como extraño y atacarlo, pero lo normal es que esto no ocurra, gracias a sofisticados mecanismos de tolerancia.

Asimismo, es interesante saber que la ciencia ya ha roto con la idea de que el embarazo es un estado de supresión del sistema inmunitario y debilidad inmunológica y, por lo tanto, de mayor susceptibilidad a las enfermedades infecciosas.

No es así, el sistema inmune de la madre gestante está activo, es funcional y está cuidadosamente controlado.

Fuente: Mor, G., y Cardenas, I., «The immune system in pregnancy: a unique complexity».

1.3.9. Pérdida de tolerancia inmunitaria y llegada de las enfermedades

Cuando perdemos ese equilibrio del que estamos hablando, y esto puede darse por múltiples motivos, comienzan a llegar los efectos adversos para nuestro cuerpo.

Podríamos distinguir, en este punto, cinco tipos de enfermedades diferentes, pero que tienen un vínculo con esta desregulación inmunitaria:

Enfermedades autoinflamatorias

Son menos conocidas que las autoinmunes. En este caso hablamos de trastornos en los que el sistema inmune innato se activa de forma inapropiada y repetida sin que existan ni infección, autoanticuerpos en el organismo ni alergias.

En este sentido, lo que fallan son nuestros sensores de peligro, que activarán esa parte más primitiva de nuestra inmunidad para provocar fiebre, una inflamación sistémica, dolores... El resultado es la aparición de enfermedades consideradas minoritarias, como la de Still del adulto

(ASD, por sus siglas en inglés), la artritis idiopática juvenil sistémica o la fiebre mediterránea familiar. Y si bien es cierto que puede existir una base genética en muchas de ellas, en otras no está claro ese vínculo y se relacionan más con el estilo de vida, como es el caso de la gota, una de las enfermedades autoinflamatorias de las que te hablaré en el capítulo 7.

Enfermedades autoinmunes

La inmunidad se basa en el reconocimiento de «lo propio» a través de «lo extraño», proceso en el que, como hemos visto, participan múltiples integrantes. Por ello, la enfermedad inmunitaria, como la autoinmunidad, es el resultado de la ruptura de estas relaciones que mantienen el equilibrio. Esto es la base de lo que se conoce como *tolerancia inmunitaria*.

En ella participan, con especial protagonismo, los órganos linfoides primarios (como el timo y la médula ósea) y los órganos linfoides secundarios (como el bazo o distintos ganglios), además de los tejidos periféricos.

Su objetivo es controlar y suprimir los linfocitos denominados *autorreactivos*, es decir, aquellos que tienen la capacidad de atacar tejido propio, por confusión. En este caso, hablamos de células que han escapado a los mecanismos de tolerancia inmunitaria. La tiroiditis de Hashimoto (hipotiroidismo), la enfermedad de Graves (hipertiroidismo), la artritis reumatoide, la diabetes mellitus tipo I y la enfermedad celiaca son los cinco tipos de enfermedades autoinmunes más prevalentes en nuestra sociedad.

Enfermedades mitocondriales o por disfunción mitocondrial

Un tipo de enfermedades bastante desconocidas y que pocas veces vemos vinculadas al sistema inmunitario son las enfermedades relacionadas con el mal funcionamiento mitocondrial. En ellas, las mitocondrias (de las que te hablaré largo y tendido en el capítulo 3) no funcionan correctamente, por lo que generan una gran cantidad de radicales libres que comprometen funciones críticas como la apoptosis y la señalización inmunitaria.

Suelen tener un importante carácter inmunitario, pero, nuevamente, el estilo de vida (epigenética y exposoma) puede ser un factor de riesgo importante para su aparición. La enfermedad de Leigh o la neuropatía óptica hereditaria de Leber son algunos ejemplos. Sin embargo, aquí es necesario aclarar que una disfunción en el funcionamiento de las mitocondrias va mucho más allá de este vínculo con enfermedades consideradas minoritarias, dado su impacto poblacional. Ahondaremos en ello más adelante en el libro.

Enfermedades inmunometabólicas

El concepto de *inmunometabolismo* será un eje vertebrador de la moraleja de *No lo llames inflamación*. Éste hace referencia a cómo las células inmunes ajustan sus procesos metabólicos (cómo obtienen y usan la energía) para activarse, diferenciarse y realizar sus funciones de defensa. Pero también a la inversa: cómo la activación del sistema inmune impacta en el metabolismo general del cuerpo.

Y ESTO ES ABSOLUTAMENTE ESENCIAL. Creo que éstas van a ser las únicas mayúsculas del libro, así que imagina la importancia que le doy.

En este sentido, esa relación bidireccional, de la que hablaremos en profundidad en los capítulos 4 y 5, en caso de desregularse, puede generar inflamación crónica, daño tisular o inmunodeficiencia, entre otros aspectos.

El resultado es un vínculo claro y pocas veces valorado con enfermedades tan prevalentes como la obesidad y el síndrome metabólico, la inflamación crónica de bajo grado, la diabetes tipo 2, la enfermedad del hígado graso no alcohólico o esteatosis hepática, o la aterosclerosis, es decir, las enfermedades más importantes de nuestro tiempo.

En conjunto, estas problemáticas comparten una idea clave: cuando el metabolismo celular falla, el sistema inmune se comporta de forma anómala. Y cuando el sistema inmune se activa crónicamente, reprograma (muta) su manera de obtener energía hacia perfiles patológicos. Éste es un círculo vicioso que hay que romper.

Otras enfermedades no transmisibles

Pero esto no queda aquí. Las afecciones más prevalentes de nuestra sociedad, y que no hemos citado aún por encuadrarse dentro de otras categorías, también tienen ese vínculo inmunitario.

Aquí van algunos datos de manera breve, ya que ahondaremos en ellas en el capítulo 7:

- **Cáncer:** la inmunovigilancia es la capacidad del sistema inmune para detectar y eliminar células cancerosas. Cuando falla este proceso, se produce el crecimiento tumoral.
- **Enfermedades neurodegenerativas:** la acumulación aberrante de *proteínas beta-amiloide* y *tau* desencadena una respuesta inflamatoria crónica en el cerebro.

En ese contexto, las células de la microglía (macrófagos residentes del cerebro) se vuelven disfuncionales, incapaces de eliminar los tóxicos, y secretarán una gran cantidad de citocinas que dañan las neuronas.

- **Enfermedades respiratorias crónicas:** entre ellas están, por ejemplo, la enfermedad pulmonar obstructiva crónica (EPOC), que se caracteriza por una respuesta inflamatoria crónica y anormal a las partículas o gases nocivos (principalmente al humo del tabaco).
- **Osteoporosis y osteoartritis** (**artrosis**)**:** la inflamación crónica contribuye al desequilibrio entre la formación y la resorción ósea, es decir, el proceso por el que tejido óseo viejo, dañado o innecesario es descompuesto y reabsorbido por el cuerpo. Aquí, sustancias como la interleucina 6 (IL-6) promueven la degradación ósea de manera dañina.

Con todo ello, ya podemos hacernos una idea de la importancia crucial de mantener nuestro sistema inmune saludable y equilibrado. Y esto depende en gran medida del contexto vital que le demos. ¿Te interesa? No me cabe duda de que sí. Pues no te preocupes porque la manera de conseguirlo será desgranada en el capítulo 8.

Aquí cerramos este primer gran bloque introductorio al ecosistema inmunitario, que aclara muchos aspectos relevantes. Hemos citado en múltiples ocasiones a la inflamación y conceptos vinculados como inflamatorio, antiinflamatorio, etc., pero... ¿realmente sabemos lo que es la inflamación? Sinceramente, creo que no, así que lo vamos a descubrir en el próximo capítulo.

2

Inflamación: un concepto adulterado en nuestra sociedad

Muchos se llenan la boca hablando de inflamación, pero muy pocos la conocen al detalle y son capaces de exponer con acierto su tremenda complejidad y relevancia.

Nosotros aprovecharemos este capítulo para hablar de ella en profundidad, desde sus raíces hasta sus implicaciones en nuestro día a día, para así comprender que, lejos de ser un problema, en condiciones normales, es la solución.

2.1. Inflamación: contexto histórico

La inflamación se conoce, como poco, desde hace dos mil años. Así lo reflejan distintos textos médicos antiguos. Etimológicamente procede del latín *inflammatio*, que se traduce como 'encender', 'prender fuego' o 'arder'. Se cree que el primero en definir con rigor sus síntomas clínicos fue el médico romano Cornelio Celso en el siglo I d. C., en su tratado *De medicina*.

Sus síntomas se consideran los cuatro signos cardinales de la inflamación: *rubor et tumor cum calore et dolore* ('enrojecimiento e hinchazón con calor y dolor').

Muchos cientos de años más tarde, dos científicos, Augustus Waller (1846) y Julius Cohnheim (1867), arrojarían luz sobre la base fisiológica de estos signos de inflamación. ¿La clave? La emigración de leucocitos desde los vasos sanguíneos, además de otros cambios vasculares característicos de una respuesta inflamatoria aguda, especialmente la vasodilatación (dilatación de los vasos sanguíneos).

Pero casi más relevante aún fue la incorporación de un quinto signo a esta ecuación. A pesar de que existe cierto debate sobre la autoría, se cree que a través de diversos escritos publicados entre los años 1858 y 1871, Rudolf Virchow añadió ese quinto signo al proceso inflamatorio: la *functio laesa*, es decir, la 'función dañada' o 'disminuida' del tejido u órgano afectado por la inflamación.

En resumen, en la base de todo proceso inflamatorio tendremos:

- **Rubor (enrojecimiento):** lo causa la vasodilatación, que incrementa el flujo de sangre a la zona afectada.
- **Calor (aumento de la temperatura local):** también es resultado de la vasodilatación y el mayor flujo sanguíneo, al llevarse más sangre caliente del interior del cuerpo a la superficie.
- **Tumor (hinchazón o edema):** se produce por el aumento de la permeabilidad vascular. Esto quiere decir que los vasos sanguíneos, especialmente los más pequeños, como capilares o vénulas, permiten la salida de líquido y proteínas al tejido circundante. Es lo que se conoce como *exudado* (no confundir con el concepto ginecológico), el cual causa un aumento de volumen en la zona.
- **Dolor:** lo provoca la liberación de mediadores químicos (como las prostaglandinas), que estimulan las terminaciones nerviosas en el área.

- **Función disminuida:** es una consecuencia de los otros cuatro signos. Al estar el área inflamada, ésta duele, está hinchada y caliente, lo que impide o dificulta su uso normal.

Y si bien todo esto que te estoy contando es especialmente válido para los procesos de inflamación aguda, como una infección en una muela, lo es también para la inflamación crónica, si bien en estos casos habrá un menor rubor o dolor, por ejemplo. Y justo ése es uno de sus grandes problemas. Si bien sus signos son menos llamativos, en muchas ocasiones se activan procesos perjudiciales para la salud, como la fibrosis (formación de tejido cicatricial) o la angiogénesis (formación de nuevos vasos sanguíneos), en esos intentos de reparar lo que está *malfuncionando*, aunque no seamos conscientes, dado que no lo sentimos.

Pero volviendo de nuevo al aspecto histórico de la inflamación, hay que destacar otros avances en el conocimiento de este proceso, como la fagocitosis y el rol clave de los macrófagos y neutrófilos, descubierta por Elie Metchnikoff; el importante papel de los componentes séricos, es decir, de las sustancias que se encuentran disueltas en el suero sanguíneo, formulado por Paul Ehrlich o Jules Bordet, o la teoría microbiana de la enfermedad de Robert Koch y Louis Pasteur, la cual fue crucial para comprender los agentes microbianos como inductores principales de la respuesta inflamatoria aguda.

Todos ellos aportaron su granito de arena para crear el conocimiento global acerca de este proceso, una importante herramienta inmunitaria cuyo desequilibrio es muy perjudicial.

Además, como ya hemos expuesto en el primer capítulo, donde veíamos la complejidad de la actividad inmunitaria, la inflamación se presenta en diversas formas y modalidades, regidas por diferentes mecanismos de activación, regulación y resolución.

Sin embargo, el gran avance de las últimas décadas en el espectro de las afecciones inflamatorias es, desgraciadamente, su vínculo vía estados inflamatorios crónicos con enfermedades como la diabetes tipo 2, la aterosclerosis, el asma, las enfermedades neurodegenerativas o el cáncer. ¿Por qué? Sigamos ahondando en el conocimiento de esta herramienta inmunitaria para intentar entenderlo.

2.2. La inflamación como mecanismo de defensa

Con todo lo expuesto, ya estamos capacitados para una definición comprensible: la inflamación es la respuesta de defensa natural del cuerpo ante una agresión, como una infección (por bacterias, virus, etc.), una lesión (un golpe, corte, quemadura...) y, en general, cualquier amenaza parecida.

Como base, tiene una función protectora crucial que se centra en tres aspectos primordiales:

- **Aislar y destruir al agente dañino:** su objetivo principal es localizar, arrinconar y eliminar el agente causal de la lesión, así como también a las células que ha lesionado.
- **Atraer células inmunes:** causa cambios vasculares (vasodilatación y aumento de la permeabilidad) que permiten que las células de defensa y las proteínas plasmáticas (por ejemplo, el sistema del complemento) lleguen con rapidez desde la sangre al lugar de la lesión.
- **Reparar tejidos:** este proceso inicia y facilita los posteriores de reparación tisular y cicatrización.

Pero hay un aspecto fundamental sobre la inflamación: el equilibrio es la clave. Porque si bien la inflamación aguda, que solemos vincular a nuestro sistema inmune innato, es una respuesta fisiológica necesaria y beneficiosa, ésta debe estar estrictamente controlada. En este sentido, hablamos de un tipo de inflamación que es rápida, localizada y dura poco tiempo.

Sin embargo, cuando la inflamación no se resuelve y persiste, se vuelve perjudicial y puede causar un daño irreparable, con lo que contribuye al desarrollo de numerosas enfermedades crónicas, como las cardiovasculares, la diabetes tipo 2, la artritis o ciertas afecciones neurodegenerativas. En ese contexto, estaríamos hablando de una inflamación crónica de bajo grado. Ahondaremos en ambos tipos un poco más adelante.

Pero, además del equilibrio, hay otro aspecto absolutamente crucial en el funcionamiento inmunitario: saber a qué debo atacar y a qué no hacerlo.

2.3. Lo propio, lo extraño y el daño interno

Permíteme que te hable un poco sobre los modelos científicos explicativos del proceso inflamatorio, porque arrojan una moraleja que nos servirá enormemente para entender el origen de muchas enfermedades modernas.

Durante mucho tiempo se resumió el papel de la inflamación como el de la reacción a los elementos «no propios» (teoría *self* vs. *nonself*).

Sin embargo, en los albores de los noventa del siglo pasado, el inmunólogo Charles A. Janeway detectó que esta teoría era insuficiente y expuso una propia que cambiaría el paradigma inmunitario para siempre: el sistema inmune no reacciona ante cualquier antígeno extraño, sólo lo hace ante aquellos que indican que existe un peligro biológico real.

Para ello, Janeway planteaba que el sistema inmune responde a patrones moleculares conservados de patógenos que no se encuentran en el huésped, los cuales activan la inmunidad innata. Son señales que hemos adquirido evolutivamente y que sirven de alarma. Añadía que, si por cualquier motivo no lograran activar nuestra parte innata, tampoco lo activarían nunca la adaptativa.

Este hito fue de verdadera importancia, ya que el trabajo de Janeway puso sobre la mesa la existencia de los PAMP (moléculas altamente conservadas de microorganismos) y los PRR (receptores de reconocimiento de patrones de dichos PAMP). De ambos te hablé brevemente en el capítulo 1, pero vamos a refrescar la memoria. Los PAMP son estructuras moleculares que se encuentran sólo en los microorganismos. Ejemplo de ello son ciertas sustancias, como los lipopolisacáridos de algunas bacterias que se encuentran en *su piel* ('su membrana') o el ARN de un virus. Su presencia provocará una señal que identifica a un microbio como un elemento infeccioso «no propio», es decir, una amenaza que hay que contrarrestar.

Por su parte, los PRR son los receptores de nuestras células innatas a los que llega esa señal de alarma, y su activación es crítica para iniciar la respuesta adaptativa. Esa primera llamada de atención es necesaria para movilizar a los linfocitos y para que nuestro organismo lance la segunda respuesta, la de coestimulación. En caso contrario, el sistema adaptativo permanece en reposo.

Lo curioso de todo esto que te acabo de contar es que los PRR aún no se habían descubierto. Ese hallazgo se produjo algunos años después. Así que podríamos decir que Janeway fue un auténtico visionario. Sin embargo, aunque fantástica, su tesis era aún incompleta. Para redondearla tuvo que llegar la inmunóloga francesa Polly Matzinger con su teoría del peligro.

A través de este postulado, en el que trabajó desde 1994 hasta 2002, Matzinger planteaba que también los elementos «propios» podían desencadenar respuesta inmunitaria si eran capaces de producir daño. Es decir, que nuestro sistema inmune no se centra tanto en distinguir lo propio de lo extraño, sino en qué amenazas tienen la capacidad de lesionar nuestros tejidos, independientemente de que sean exógenas o endógenas.

Ésta es la base de lo que hoy conocemos como DAMP (patrones moleculares asociados a daño). Hablamos de moléculas que suelen residir dentro de nuestras células y que son liberadas al espacio extracelular cuando su hospedador muere de forma violenta o estresante como, por ejemplo, las proteínas de choque térmico o el ácido úrico. Este tipo de señales son muy importantes en el entorno de problemáticas como el cáncer, las isquemias o los traumatismos.

Ambos modelos, los de Janeway y Matzinger, han dado pie a la visión actual de la inmunología, en la que queda claro que las amenazas pueden ser externas, pero también residir dentro de nuestro propio organismo. Y si lo pensamos, tiene todo el sentido. Contamos, por ejemplo, con una cantidad enorme de microorganismos que coexisten con nosotros, nuestra microbiota. Si el sistema inmune entendiera como extraña a toda esa comunidad de seres microscópicos, la guerra sería infinita. Incluso hasta patógenos con peligro de generar problemas graves como *Helicobacter pylori* o *E. coli* pueden convivir en armonía mientras su cantidad o patogenicidad no superen unos rangos. La única manera de que eso sea así es a través de una comprensión exquisita de las señales que tienen potencial para desencadenar una alarma a nivel inmune.

2.4. Causas de la inflamación

Uno de los aspectos más relevantes de todo el libro reside en conocer qué elementos pueden causar inflamación porque, sólo así, tendremos la información necesaria para evitarlos (si es que es posible). En este sentido, y para el caso de la inflamación aguda, los desencadenantes más comunes incluyen:

- **Infecciones por organismos vivos:** la presencia de ciertas bacterias, virus, hongos o parásitos activa el sistema inmunitario innato. Tanto dichos microorganismos como sus toxinas pueden ser reconocidas como amenazas. Por ejemplo, en un corte en la piel se puede detectar a la bacteria *Staphylococcus aureus*, con lo que en la zona tendremos enrojecimiento, calor e hinchazón locales por la acción inmunitaria.
- **Lesiones físicas o traumatismos:** los golpes, cortes, abrasiones, quemaduras, etc., generan daño tisular. Y cuando una célula muere, libera sustancias que inician la cascada inflamatoria. Un esguince o una fractura conllevan la inflamación de los tejidos circundantes debido al traumatismo.
- **Agentes químicos tóxicos o irritantes:** la exposición a venenos, sustancias corrosivas, alérgenos o químicos irritantes puede inducir una inflamación local o sistémica. Ejemplo de ello son la inhalación de humo o gases tóxicos, los cuales inflaman las vías respiratorias.
- **Cuerpos extraños:** la presencia de espinas, astillas, polvo o materiales extraños en el tejido puede provocar inflamación, al ser identificados como invasores. Además, existe la posibilidad de que introduzcan microorganismos del entorno. Un ejemplo es la reacción infla-

matoria a las espinas de rosas o de cactus si traspasan la piel o incluso quedan incrustadas en el cuerpo.
- **Isquemia y daño tisular por falta de riego sanguíneo:** la disminución brusca de flujo sanguíneo en un tejido (por ejemplo, en un infarto) causa necrosis. Esto genera una inflamación que no puede ser resuelta hasta que se restablezca dicho flujo.
- **Reacciones inmunológicas exageradas:** en fenómenos de hipersensibilidad, como las alergias, sustancias normalmente inocuas provocan inflamación y, en el peor de los casos, llegan a convertirse en enfermedades autoinmunes en las que el sistema ataca por error tejidos propios. No obstante, ahí ya podíamos estar hablando de una inflamación de un carácter más crónico, aspecto que analizaremos en breve.

Sin embargo, hay que destacar que la respuesta inflamatoria aguda por lo general finaliza una vez que se elimina el agente desencadenante, se resuelve la infección y se repara el tejido dañado. Es lo que se conoce como *resolución de la inflamación*.

Cuando dicha resolución no puede llevarse a cabo, hablamos de un contexto de inflamación crónica, que a menudo obedece a causas persistentes o repetitivas, tales como:

- **Infecciones de difícil eliminación:** la hepatitis viral crónica, la tuberculosis u otros patógenos intracelulares pueden llevar a una inflamación crónica.
- **Exposición prolongada a agentes irritantes o tóxicos:** ejemplo de ello es la inhalación mantenida de humo de tabaco o de polución ambiental. En estos casos se produce una irritación e inflamación crónica en los pulmones. También entran en este punto las enfermedades relacionadas con el trabajo de minería, como

la neumoconiosis, producida por el polvo de carbón, o la silicosis, por el de sílice.

- **Obesidad y metabolismo alterado:** el exceso de tejido adiposo actúa como un órgano proinflamatorio, al liberar citocinas que mantienen un estado inflamatorio de bajo grado. La dieta inadecuada, rica en azúcares refinados, grasas trans y ultraprocesados, también favorece una inflamación sistémica sostenida.
- **Estrés psicológico crónico:** niveles elevados de estrés sostenido pueden desregular el eje hormonal del cortisol y el sistema inmune. Cabe recordar aquí que esta hormona, lejos de lo que muchos creen, tiene un importante papel antiinflamatorio.
- **Trastornos autoinmunes:** enfermedades como el lupus, la artritis reumatoide o la psoriasis, entre otras, conllevan una activación continua del sistema inmunitario que da como resultado una inflamación crónica en diversos tejidos.
- **Envejecimiento:** la edad avanzada suele acompañarse de un estado proinflamatorio crónico de baja intensidad (a veces denominado *inflammaging*). Éste está relacionado con cambios en el sistema inmune y con la acumulación de células senescentes (disfuncionales) que liberan sustancias inflamatorias.

Además de ellos, hay otros aspectos del estado de salud o la alimentación de una persona que pueden generar una alerta inmunitaria que, en muchos casos, se cronifica con el tiempo.

- **Disbiosis intestinal:** cuando nuestra microbiota está desequilibrada y el aparato digestivo no funciona correctamente, ciertos fragmentos bacterianos pueden llegar al torrente sanguíneo. Ahí serán interpretados como intrusos y activarán los receptores de alarma. Esto es muy habitual en los casos de autoinmunidad.

- **Hiperglucemia crónica:** la glucosa elevada activa vías inflamatorias que envían órdenes de ataque constantes.
- **Consumo de alcohol:** la ciencia ha dejado patente que el abuso de alcohol por una ingesta aguda, aunque especialmente cuando es crónico, ejerce profundos efectos moduladores sobre el sistema inmunitario. En general, se ha observado que beber en exceso debilita las defensas del huésped y aumenta la susceptibilidad a infecciones y otras enfermedades.
- **Aditivos alimentarios:** no todos los aditivos alimentarios son iguales. De hecho, algunos tienen un origen natural, como el E 300 (ácido ascórbico), que viene de la vitamina C. Pero sí que tenemos evidencia emergente de que algunos de ellos pueden causar problemas a nivel inmunitario. Vamos a verlo con más detalle.

2.4.1. Aditivos alimentarios

Si sois seguidores de mi trabajo desde hace tiempo, sabéis que soy partidario de intentar evitar los aditivos, aunque para algunos no exista evidencia (todavía) de su impacto negativo en nuestra salud. Sobre todo porque, al igual que ocurre con los disruptores endocrinos, de los que también te hablaré en este libro, el efecto cóctel o efecto combinado, es decir, la interacción y suma de los efectos de todos los aditivos a la vez, no se puede estudiar.

Para poner en valor esto que te cuento, aquí van algunos datos sobre su impacto en nuestro sistema inmune y la inflamación.

Carragenanos

Los carragenanos son un tipo de aditivo alimentario obtenido de las algas rojas y que en la industria se usan extensamente como espesante, gelificante y estabilizante para mejorar la textura de productos procesados (helados, postres lácteos, quesos fundidos, embutidos...).

Numerosos estudios indican que los carragenanos pueden provocar inflamación intestinal al interactuar con la inmunidad innata de la mucosa digestiva. Se ha visto que la carragenina puede erosionar la capa de moco protector y alterar las uniones estrechas entre células epiteliales. Esto produce una «hiperpermeabilidad intestinal», que permite el paso de microbios y toxinas al interior del tejido, lo que activa el sistema inmune.

Su consumo se ha asociado con una mayor incidencia de enfermedades como la colitis ulcerosa y con resistencia a la insulina en modelos animales, aunque la evidencia epidemiológica directa en humanos es aún preliminar.

Glutamato monosódico

Este aditivo alimentario (el E 621) se utiliza desde hace décadas como potenciador del sabor (umami). Sopas instantáneas, *snacks* salados, salsas, comida asiática, comidas preparadas..., múltiples son las elaboraciones que lo contienen.

En este caso, la evidencia nos indica que, si bien en general la población no experimenta una activación inmune notable al consumir glutamato monosódico en las cantidades habituales, estudios en animales de laboratorio han vinculado la ingesta masiva de este compuesto con diversas alteraciones fisiológicas, como la inflamación crónica de bajo grado o la disfunción metabólica.

Más recientemente se está abordando si su consumo crónico moderado puede contribuir a una inflamación metabólica en humanos a través de la alteración de la microbiota intestinal o por vías neuronales, pero los datos son aún limitados.

Espesantes y emulsionantes sintéticos

La carboximetilcelulosa (E 466) y el polisorbato 80 (E 433) son usados para espesar y emulsionar helados, salsas, postres...

Ya hay estudios en humanos que destacan que su consumo tiende a aumentar el malestar gastrointestinal (hinchazón o ligeras molestias) y puede generar cambios significativos en la composición de la microbiota fecal. En algunos participantes de dichos estudios también aumentaron marcadores de inflamación como la calprotectina en heces. De hecho, según diversos autores, una dieta alta en emulsionantes y otros aditivos podría ser uno de los factores dietéticos vinculados al aumento mundial de las enfermedades inflamatorias intestinales y metabólicas.

Dióxido de titanio (E 171)

Fue prohibido en 2022, pero antes de esa fecha estuvimos años expuestos a un colorante alimentario blanco presente en golosinas, chicles o chocolates blancos, por ejemplo.

Tras una reevaluación de su seguridad por la EFSA (la agencia europea de seguridad alimentaria), se concluyó que «no se podía descartar la genotoxicidad (capacidad de dañar el material genético) de este compuesto ni sus efectos inmunitarios a largo plazo». Ahí es nada.

Dióxido de silicio (E 551)

En este caso, hablamos de un antiapelmazante utilizado en alimentos en polvo o secos como la sal, el azúcar glas o las sopas instantáneas.

Distintos estudios en animales han encontrado que este compuesto puede producir inflamación intestinal leve crónica, así como niveles aumentados de citocinas proinflamatorias en el colon.

Colorantes sintéticos

Algunos colorantes sintéticos como el rojo allura (E 129), que se encuentra comúnmente en mermeladas, yogures, repostería o bebidas, han demostrado ser factor desencadenante de reacciones alérgicas en algunas personas, que van desde la urticaria hasta la rinitis.

Asimismo, estudios en animales vinculan este tipo de compuestos a un ambiente de inflamación latente a nivel intestinal, con mayor permeabilidad y cantidad de radicales libres. Otros «sospechosos habituales» en este apartado son el amarillo crepúsculo (E 110) o el azul brillante (E 133).

Curiosidad

¿Utilizas o has utilizado el colorante alimentario que podemos encontrar en cualquier supermercado para dar un toque colorido a platos como la paella?

Pues debes saber que, además de no aportar nada relevante a nivel nutricional, uno de sus componentes principales, la tartrazina

(E 102), puede causar efectos adversos en la salud humana, como hiperactividad en niños, alergias y asma. De hecho, así se debe identificar por ley en su etiquetado. Revisa tu despensa si crees que lo tienes por ahí. Y aun así se vende...

Fuente: Rovina, K., Siddiquee, S., y Shaarani, S. M., «A review of extraction and analytical methods for the determination of tartrazine (E 102) in foodstuffs».

Conservantes y antioxidantes

Los conservantes son sustancias utilizadas para prevenir o retrasar la alteración causada por microorganismos en una amplia gama de productos, desde embutidos y lácteos hasta bebidas carbonatadas. Tres de ellos destacan por su impacto negativo en la salud inmunitaria:

- **Sulfitos (E 220 y E 228):** en este caso no es un aditivo, sino una familia de compuestos que es utilizada como conservante y antioxidante. Los sulfitos son conocidos por su capacidad para desencadenar broncoespasmos y reacciones de hipersensibilidad en pacientes asmáticos. De hecho, desde 2022, la EFSA ha planteado su preocupación por la seguridad en su uso orientada a revisar los límites regulatorios. Aún no hay cambios.
- **Benzoato de sodio (E 211):** el benzoato de sodio, la forma artificial del ácido benzoico utilizada industrialmente, se ha asociado con reacciones de hipersensibilidad que incluyen granulomatosis orofacial (un tipo raro de inflamación que afecta a la boca, cara y labios), urticaria crónica y asma bronquial.
- **Parabenos (algunos conservantes dentro del rango de aditivos E 200 a E 299):** son sustancias utilizadas

principalmente contra mohos y levaduras. Su uso se ha relacionado con la dermatitis y la exacerbación de enfermedades respiratorias.

Edulcorantes artificiales

Dado su impacto social en las últimas décadas, los edulcorantes artificiales están siendo ampliamente estudiados para conocer su impacto en la salud a largo plazo, especialmente a través de la interacción con la microbiota y el sistema inmune.

Al menos de uno de ellos, la sucralosa, sabemos que puede tener un efecto modulador negativo de la respuesta de los linfocitos T, según un importante estudio (en ratones) publicado en la prestigiosa revista *Nature*.[1]

En resumen, hay una consistente evidencia en animales, y poco a poco se va estudiando en humanos, sobre el peligro del uso de ciertos componentes químicos en la alimentación.

Por ello creo que con los aditivos alimentarios deberíamos hacer nuestro el «principio de precaución», según el cual «cuando una actividad representa una amenaza o un daño para la salud humana o el medioambiente, hay que tomar medidas de precaución incluso cuando la relación causa-efecto no haya podido demostrarse científicamente de forma concluyente».

En este caso, la actividad es la adición de todas esas sus-

1. Zani, F., *et al.*, «The dietary sweetener sucralose is a negative modulator of T cell-mediated responses», *Nature*, 615, 7953 (2023), pp. 705-711.

tancias nocivas a los productos de consumo humano. Pero no son los únicos.

2.4.2. Microplásticos en los alimentos

Otro de los grandes activadores de la función inmunitaria relacionados con la alimentación son los microplásticos, esos fragmentos diminutos de plástico (menores de 5 mm) que provienen de la degradación de otros más grandes o de productos industriales y que contaminan tanto el medioambiente como nuestro organismo.

Estas partículas han sido detectadas están presentes en alimentos y bebidas de consumo habitual, incluyendo el agua embotellada, sal de mesa, pescados, mariscos, miel o leche, por ejemplo.

Algunos estudios estiman que una persona puede ingerir decenas de miles de partículas plásticas por año a través del agua y la comida, y por ello la preocupación sobre sus efectos en la salud, particularmente en el sistema digestivo e inmunológico, es creciente.

Hoy día ya es patente que estos compuestos pueden interactuar con la barrera intestinal y las células inmunes locales, con lo que provocan inflamación.

Curiosidad

Recientemente (en 2024), científicos han detectado que nuestro aparato digestivo y microbiota intestinal ya cuentan con bacterias que degradan plástico.

Es un ejemplo de la increíble capacidad de adaptación de nuestro microbioma, pero a su vez una muy mala noticia, porque implica que el impacto de los microplásticos en nuestra salud es mayor del que podamos imaginar si nos hacen falta «bacterias recicladoras» de estos subproductos del petróleo.

Fuente: Jang, Y., *et al.*, «Identification of plastic-degrading bacteria in the human gut».

2.4.3. Sustancias inflamatorias en casos de desequilibrio previo

Además de todo lo anterior, hay ciertas sustancias presentes en algunos alimentos que pueden causar activación inflamatoria, pero en este caso no ejercerán ese efecto en toda la población, sino en personas con ciertos aspectos genéticos o aquéllas cuyo sistema inmunitario no esté funcionando con normalidad.

Ejemplo de ello son:

Carnes rojas

El ácido N-glicolilneuramínico (Neu5Gc) es un carbohidrato que se encuentra en las carnes rojas. Como los humanos hemos perdido la capacidad de sintetizarlo debido a una mutación genética, el sistema inmune lo interpreta como una molécula extraña y desarrolla anticuerpos contra él. No hay consenso sobre su posible impacto negativo en la salud, pero lo que sí sabemos es que una excesiva respuesta puede desencadenar una inflamación crónica (llamada *xenosialitis*), lo que podría estar relacionado con un mayor riesgo de enfermedades como ciertos tipos de cáncer o también la aterosclerosis.

Lácteos de mamíferos

El universo de los lácteos (lactosa, caseínas, proteínas de suero y lípidos) es complejo y sobrevuela sobre él la sensación de que su impacto en la salud puede ser negativo para cualquier persona. Ya te adelanto que no es así, al menos hasta donde la ciencia ha logrado descubrir hasta ahora.

En lo que respecta a su impacto inmunológico, distintas son las moléculas presentes en la leche que interactúan con el sistema inmune:

Lactosa
Conocida como el «azúcar de la leche». Su relevancia inmunológica es primordialmente indirecta, ya que actúa como fuente de energía para la microbiota intestinal en el colon.

Proteínas del suero
Un ejemplo es la lactoferrina, una sustancia considerada esencial para la inmunidad innata y que está ganando interés en los últimos tiempos.

Lípidos
Contienen vitaminas liposolubles (A, D, E) y grasas saludables, que incluyen el ácido linoleico conjugado (CLA), que ha demostrado propiedades intrínsecamente antiinflamatorias e hipocolesterolémicas.

Caseínas
Representan aproximadamente el 80 por ciento del contenido proteico y son fuente de sustancias inmunomoduladoras, en general, con efectos positivos en el ser humano.

Sin embargo, sí que existe la controversia sobre si la leche es un alimento inflamatorio. Esta se ha centrado en gran medida en la beta-casomorfina-7 (BCM-7), una molécula derivada de la digestión de la beta-caseína A1. Lo aclaro: la caseína se divide en fracciones, es decir, que no es una sola proteína uniforme, sino una familia de proteínas distintas que se agrupan juntas. Éstas son:

- **Alfa-caseína (s1 y s2):** la más abundante y la principal responsable de muchas alergias.
- **Kappa-caseína:** actúa como estabilizador para que la leche no se corte espontáneamente.
- **Beta-caseína:** ésta es la más importante hoy en día por sus implicaciones en la salud y la que centra la mayoría de los debates. Encontramos dos subtipos principales:
    - **Tipo A1:** se vincula a las razas de vacas que dominan la industria láctea mundial, en especial la holstein-friesian o frisona. Al digerirse, libera el péptido que te citaba anteriormente, BCM-7, relacionado con inflamación intestinal y ciertas molestias.
    - **Tipo A2:** proviene de vacas antiguas, cabras, ovejas y leche humana. Éste no libera BCM-7, de ahí que se suela indicar que «sean mejores» estos lácteos.

Actualmente, la evidencia en humanos sobre los posibles efectos negativos de la beta-caseína A1 es limitada, pero parece que, de hecho, puede causar inflamación y otros problemas. No obstante, sólo afecta a personas susceptibles, es decir, con algún tipo de sintomatología previa, como puede ser el síndrome del intestino irritable.

En general, la conclusión predominante según la ciencia es que el consumo de leche entera tiene efectos neutros o incluso antiinflamatorios en la mayoría de las personas y no negativos. Pero habrá que estar atentos.

¿Y qué hay del gluten?

Aunque a menudo escuchamos hablar del gluten en singular, como una proteína, científicamente es un conjunto complejo formado por la unión de dos tipos de proteínas que se complementan y que se encuentran en la semilla de granos como el trigo, la cebada o el centeno. Éstas son:

- **Gliadinas:** son las proteínas encargadas de la viscosidad.
- **Gluteninas:** otorgan elasticidad.

En lo referente a la salud y la inflamación, nos tenemos que interesar por las gliadinas, ya que es la fracción del gluten que resulta tóxica para las personas con celiaquía, entre otros aspectos, porque su estructura es muy difícil de romper para nuestras enzimas digestivas.

No obstante, los celiacos no son los únicos afectados por el gluten. Existen tres categorías principales de trastornos relacionados con el gluten: la citada enfermedad celiaca, la alergia al trigo y la sensibilidad al gluten no celiaca (SGNC).

Enfermedad celiaca

Cuando hablamos de enfermedad celiaca nos referimos a una afección autoinmune crónica que ocurre en individuos genéticamente predispuestos. El sistema inmunitario reacciona al gluten con una gran inflamación que, a menudo, daña el revestimiento del intestino delgado, lo que trae consigo múltiples problemas.

Esta respuesta descontrolada impacta tanto en la inmunidad innata como en la adaptativa. No será la última vez que hablemos de ella en el libro.

Alergia al trigo

La alergia al trigo es una reacción de hipersensibilidad inmediata mediada por la inmunoglobulina E a las proteínas de este cereal. Si bien los afectados pueden consumir otros granos con gluten, en el caso del trigo tendrán unas manifestaciones en forma de alergia aguda.

Sensibilidad al gluten no celiaca

Las personas con sensibilidad al gluten no celiaca pueden sufrir de diarrea, dolor abdominal, eccemas o dolores de cabeza tras la ingesta de alimentos con gluten, pero no tendrán problemas de autoinmunidad ni alérgicos como en los casos anteriores.

Por tanto, vamos con la gran pregunta: ¿es el gluten perjudicial para toda la población?

Pues con la evidencia científica actual en mano, debemos indicar, que en ausencia de predisposición genética o alergia al trigo, el gluten no representa un perjuicio para el sistema inmune sistémico de individuos sanos.

Curiosidad

También en las carnes rojas y otras como las de vacas, cerdos, corderos, conejos, etc., existe una sustancia denominada *alfa-gal* (galactosa-alfa-1,3-galactosa).

Curiosamente, algunas personas pueden desarrollar anticuerpos a esa sustancia tras ¡una picadura de una garrapata! Y lejos de ser algo trivial, la reacción puede llegar a ser tan grave que provoque una anafilaxia y ponga en riesgo la vida de los afectados.

Fuente: Platts-Mills, T. A. E., «Diagnosis and management of patients with the α-gal syndrome».

2.5. Regulación de la respuesta inflamatoria

Llegados a este punto, ya hemos dado luz al concepto de inflamación y a sus principales activadores. Recordemos que hablamos de un mecanismo de defensa natural, y que la principal respuesta de nuestro sistema inmunitario consta de enrojecimiento, aumento de la temperatura local, hinchazón, dolor y pérdida de función.

Pero ¿cómo se regula este proceso? Aquí tengo una mala noticia: no lo sabemos con exactitud debido a su complejidad y gran cantidad de componentes involucrados. No obstante, sí que contamos con un esquema que se ha vuelto fundamental en la inmunología moderna y que fue propuesto originalmente por el científico ruso Ruslan Medzhitov. A través de él podemos entender la inflamación como un intrincado sistema, organizado a la perfección, que funciona en cuatro fases: *estímulo, detección, señalización y respuesta*. Sus protagonistas son los siguientes:

2.5.1. Inductores

Ya los hemos citado antes. Son las señales que inician la respuesta. No hay inflamación sin un inductor. Se dividen en dos grandes grupos:

- **Exógenos o externos:** son los PAMP vinculados a las bacterias, virus, hongos... o los alérgenos, tóxicos y cuerpos extraños.
- **Endógenos o internos:** son los DAMP, los emite nuestro propio cuerpo cuando algo va mal. Se vinculan a las células muertas o disfuncionales, los cristales de ácido úrico o una caída brusca de oxígeno, por ejemplo.

2.5.2. Sensores

Son las células y receptores encargados de detectar esas señales.

- **Células «centinela»:** por ejemplo, los macrófagos, las células dendríticas y los mastocitos que viven en los tejidos esperando una amenaza.
- **Receptores de reconocimiento de patrones (PRR):** son las «antenas» de estas células. Destacan los receptores tipo Toll (TLR).

2.5.3. Mediadores

Son las sustancias químicas liberadas por los sensores que alteran el entorno para permitir el ataque. En función del tipo de sustancia secretada, puede darse una respuesta inmunitaria u otra.

- **Aminas vasoactivas:** provocan una dilatación inmediata de los vasos sanguíneos (por eso la zona se pone roja y caliente). Un ejemplo sería la histamina.
- **Citocinas y quimiocinas:** sustancias como el factor de necrosis tumoral alfa o las interleucinas IL-1 o IL-6 buscan reclutar glóbulos blancos de la sangre hacia el tejido.
- **Mediadores lipídicos:** destacan las prostaglandinas y leucotrienos. Son responsables del dolor y de aumentar la fiebre (cuando ésta es necesaria).
- **Enzimas proteolíticas:** ayudan a degradar tejido para abrir paso a las células inmunes.
- **Mediadores gaseosos:** son gases como el óxido nítrico, que pueden tener una función antiinflamatoria o

proinflamatoria según quién lo sintetice y en qué cantidades. En concentraciones altas, el óxido nítrico es tóxico para bacterias y virus y permite «abrir las compuertas» hacia la sangre para que lleguen más células inmunes, lo que causa el enrojecimiento y calor típico de la inflamación.

2.5.4. Tejidos diana

Son los órganos y tejidos que sufren el efecto de los mediadores. El objetivo final es eliminar el inductor (la fase 1 de este proceso en la que se recibe el estímulo, así como su consecuente cascada orientada a la detección, señalización y respuesta) y reparar el daño. Tenemos:

- **El endotelio (las paredes de los vasos sanguíneos):** es el principal tejido diana al inicio.
- **Leucocitos (células inmunes):** responden a las señales, llegan al sitio, eliminan al patógeno y «limpian los desechos».
- **Tejido local:** puede sufrir un edema y pérdida temporal de función para protegerse mientras se repara.

Éste es un resumen de un proceso complejo, como te indicaba. De hecho, es importante destacar que también tendremos señales antiinflamatorias que pueden actuar con el objetivo de revertir los efectos de los mediadores en el tejido diana. Son tan importantes como las que propician la inflamación.

Además, los mecanismos reguladores suelen ser específicos para un componente particular de la respuesta inflamatoria, para no activar todo el sistema inmune siempre que haya un ataque y no sea necesario. Por ello es importante entender que la inflamación depende de esa señalización (inflamatoria o antiinflamatoria), que no es aleatoria, sino el resultado de mensajes que ordenan una acción defensiva.

Volviendo a la analogía de la inteligencia artificial, si esas señales son puntuales, una vez resuelto el problema, la IA inmunitaria apaga la alerta y vuelve a la vigilancia. Pero si el flujo de datos indica de manera constante que hay un problema (aunque no lo haya), el sistema se mantiene en estado de guerra permanente y eso no es algo que vaya a traer consecuencias positivas, precisamente.

2.5.5. Mecanismos adicionales de regulación

Además de los citados, contamos con otros mecanismos que ayudan en esta regulación inmunitaria.

Epigenética y los micro-ARN

La epigenética es el estudio de cómo tu comportamiento y tu entorno pueden causar cambios que afectan la forma en la que funcionan tus genes, sin cambiar la secuencia de tu ADN. Es decir, que tu estilo de vida tiene también un impacto en lo que ocurre a nivel de la expresión genética y la inmunitaria.

Por su parte, los micro-ARN son pequeñas moléculas de ARN que tienen una capacidad única: silenciar genes.

Para contextualizar estas ideas y entenderlas adecuadamente, vamos a dar un par de pasos hacia atrás y explicar la relación entre el genoma y la expresión inflamatoria.

Partimos de la base de que nuestros genes son los que permiten que se generen las moléculas defensivas (receptores, citocinas, enzimas...), porque contienen la información necesaria para que las células que los fabrican sepan cómo hacerlo. Y pasa tanto para las sustancias proinflamatorias, como la interleucina 6 (IL-6), como para las antiinflamatorias (IL-10, por ejemplo).

Aquí llega un punto importante: los genes también modularán la cantidad de la producción y, por ende, la intensidad de la respuesta inflamatoria. Y como cada persona hereda un genoma diferente, la manera en que su cuerpo afronta los peligros a nivel inmunitario cambia. Ésta es una de las bases de la predisposición genética a la autoinmunidad, por ejemplo.

Además, los genes también impactan en cómo recibimos la información sobre los peligros, ya que determinan qué señales son más o menos relevantes o qué receptores son más o menos «sensibles» a dichas señales.

Y aparte de todo esto, definen el apartado metabólico de las células inmunes, es decir, cómo consiguen obtener energía para actuar (de lo cual te hablaré en profundidad en los capítulos 4 y 5) y pueden controlar algunos aspectos de nuestras barreras físicas, como la integridad intestinal o la producción de mucina, por ejemplo.

Ahora, viendo la gran relevancia del apartado genético, podemos poner encima de la mesa el impacto epigenético o cómo nuestro día a día, en el sentido más amplio del concepto, afecta a nuestra expresión inflamatoria.

En esta línea, el papel de la epigenética se vincula a tres tipos de conceptos y funciones, principalmente:

- **Metilación del ADN:** es el proceso en el que el cuerpo añade una especie de «pequeña etiqueta química» (los denominados *grupos metilo*) al inicio de un gen. Dichas etiquetas impiden que las células inmunitarias accedan a su información, y, al no tenerla, no pueden actuar y, por tanto, no hay inflamación.

- **Modificación de histonas:** las histonas son las proteínas alrededor de las cuales se enrolla nuestro ADN. Dependiendo de cuán compactas estén, pueden permitir leer la información que contiene el ADN (tendríamos un gen activo o encendido) o no hacerlo (gen apagado o inactivo). En este sentido, la inflamación constante, los nutrientes que aportamos al organismo, el ejercicio físico, el estado de la microbiota o los tóxicos ambientales, por ejemplo, tienen el potencial de modificar el estado de dichas histonas. Anexo a ello, en caso de que los genes inflamatorios se encuentren activos, los exones e intrones (segmentos de dichos genes y que impactan directa e indirectamente en la producción de proteínas) también pueden verse alterados. Este hecho puede conllevar un desequilibrio en la producción de moléculas hacia un patrón inflamatorio o aumentar la intensidad de la inflamación creando receptores más sensibles a sustancias como las citocinas, por ejemplo.
- **Micro-ARN:** estos pequeños trozos de material genético tienen la capacidad de regular la inflamación después de que los genes hayan cumplido su función, es decir, que pueden revertir o potenciar las señales genéticas tanto a nivel proinflamatorio como antiinflamatorio. No activan inflamación por sí mismos, pero reprograman cómo responde el sistema inmunitario.

Sirtuinas y metabolismo

Las sirtuinas son una familia de enzimas que juegan un papel clave en la regulación del envejecimiento, el metabolismo energético, la reparación del ADN y la respuesta al estrés celular.

La actividad de las sirtuinas es totalmente dependiente

del cofactor metabólico NAD+ (nicotinamida adenina dinucleótido), otra molécula que está muy de moda en la divulgación por su potencial antioxidante y antienvejecimiento.

Estas proteínas actúan como frenos moleculares de la inflamación al modular la actividad del factor nuclear kappa B (NF-κB), considerado el interruptor maestro de la respuesta inflamatoria.

Inflamasomas

Los inflamasomas (tenemos múltiples) son un conjunto de proteínas unidas que se encuentra en el interior de las células, especialmente en las del sistema inmune innato (como los macrófagos), que actúan como sensores de peligro.

Para su funcionamiento, cuentan con tres piezas clave:

- **Receptor o sensor:** el más famoso se llama NLRP3. Detecta señales de peligro dentro de la célula. Quédate con su nombre porque será protagonista de excepción a lo largo del libro.
- **Adaptador:** conecta al sensor con el ejecutor.
- **Ejecutor:** la molécula caspasa-1 es la que ejecuta la respuesta inflamatoria.

Son, en síntesis, otro tipo de activador inmunitario independiente de los que hemos citado anteriormente.

Curiosidad

La farmacología moderna ha hecho suyo el conocimiento sobre los tres niveles de control principales de la respuesta inflamatoria y de ahí que, dependiendo de lo que se quiera lograr, se generan fármacos para ello.

Por ejemplo, cuando hablamos de los procesos de inflamación local, tenemos fármacos que actúan contra la interleucina-1 (IL-1), que es proinflamatoria. Cuando las señales son externas, podemos pensar en los corticoides que, entre otras cosas, pueden reducir la producción de otras sustancias proinflamatorias provocadas por dichas señales. Y para el caso del control más genético, también hay farmacología específica.

Fuente: Elaboración propia.

Tras este primer gran bloque centrado en entender cómo y por qué nuestro cuerpo activa esa potente herramienta inmunitaria conocida como *inflamación*, toca poner encima de la mesa un aspecto igual o más crucial si cabe para nuestra salud: la finalización de todo ese proceso. Ahondemos en lo que se conoce como *resolución de la inflamación*.

2.6. Resolución de la inflamación

Como hemos visto, la inflamación desempeña un papel fundamental en la respuesta y la supervivencia a lesiones e infecciones. Sin embargo, si no conseguimos eliminar las amenazas (incluidas las emocionales) y éstas persisten en el tiempo, la respuesta inflamatoria se cronifica, lo que da lugar a enfermedades que afectan a diversos sistemas y órganos.

Por ello, el apartado de resolución de la inflamación es casi tan importante como el de su puesta en marcha. En este caso hablamos de un proceso tanto celular como bioquímico, que se caracteriza por una gran disminución del número de células inmunes presentes en nuestro organismo, con el objetivo de mitigar la amenaza física, lo cual a su vez produce una cascada de cambios y eventos como éstos:

- Apoptosis de leucocitos, es decir, la muerte celular de muchos de nuestros glóbulos blancos.
- Cambio en la síntesis de prostaglandinas proinflamatorias a lipoxinas antiinflamatorias y otros mediadores especializados en la resolución (protectinas, maresinas, resolvinas...).
- Reducción en la expresión de citocinas proinflamatorias y factores de crecimiento.
- Eliminación del tejido inflamado y regeneración tisular mediante fagocitosis. Aquí son vitales los macrófagos (mis células inmunitarias preferidas), en este caso en su variante M2 (resolutiva y reparadora), que eliminarán sustancias como el colágeno o las fibras elásticas rotas, así como proteínas oxidadas y los restos de patógenos ya neutralizados.
- Cambios metabólicos en las células inmunes, en cómo logran obtener la energía que necesitan para actuar. En los capítulos 4 y 5 podremos entender este punto en toda su magnitud, porque es realmente relevante.
- Regeneración del tejido que no haya sido dañado, drenaje del edema (si existió) y recuperación de la sensibilidad (fin del dolor).

En resumen, contamos con todos los mecanismos necesarios para recuperar el equilibrio y que todo quede «tal cual estaba». El problema es que en nuestro contexto rara vez permitimos que esto sea así. Desgraciadamente, ponemos demasiadas trabas a nuestro propio organismo.

Y ya te adelanto que es un apartado tan relevante para la

salud, que múltiples líneas de investigación en torno a la remisión de distintas enfermedades se están centrando exclusivamente en él. En ese sentido, el papel de las SPM (*specialized pro-resolving mediators*), que son unas moléculas derivadas del omega-3 descubiertas por el investigador de Harvard Charles N. Serhan, están tomando gran protagonismo. Éstas son las mencionadas protectinas, maresinas o resolvinas, de las que se siguen descubriendo nuevos subtipos cada poco tiempo.

2.6.1. ¿Qué factores pueden desequilibrar los procesos de resolución de la inflamación?

Por todo lo expuesto, es interesante saber qué causas son las más habituales a la hora de que el proceso de resolución de la inflamación no se lleve a cabo correctamente. Aquí te muestro las siete más habituales:

Déficit de eferocitosis (fallo en la fagocitosis de células apoptóticas)

Eferocitosis es el nombre científico del proceso que te contaba hace un momento por el cual los macrófagos retiran neutrófilos y restos apoptóticos de otras células. Si no sucede correctamente, es la causa más crítica de no resolución. Se liberan DAMP y se reactiva el inflamasoma. Y si hay señales de peligro, hay inflamación.

Lo suele causar un exceso de especies reactivas de oxígeno (ROS), que son moléculas con un gran poder oxidativo, la hiperglucemia, el exceso de lípidos en sangre o el uso prolongado de corticoides. Por ello, deshacerse de los detritos, esos desechos celulares tras el proceso inflamatorio, es fundamental. Porque imagina que recogemos y limpiamos nuestra casa constantemente, pero dejamos la basura acumulada en los pasillos. El resultado será nefasto. Lo mismo ocurre en nuestro interior.

Macrófagos atrapados en el fenotipo M1 proinflamatorio (problema de reprogramación metabólica)

Para poder cumplir con sus funciones de resolución, a nivel energético nuestros macrófagos deben pasar de la glucólisis a la fosforilación oxidativa. Estos conceptos los podrás entender en el capítulo 4, pero quédate por ahora con la idea de que la glucólisis (dependiente de azúcares) es como una gasolina de gran potencia y la fosforilación oxidativa una especie de diésel que rinde más, pero a menor potencia.

En caso de no producirse el cambio, los macrófagos de tipo M1 siguen generando moléculas proinflamatorias que potencian una espiral sin fin de dependencia de la glucosa e inflamación.

Se desencadena por resistencia a la insulina, las dietas ricas en grasas saturadas, los fallos a nivel mitocondrial o un ambiente hipóxico (con bajo estado de oxígeno), como el que es habitual en el cáncer.

Déficit de mediadores prorresolutivos

Si cuento con poca cantidad de resolvinas, protectinas, maresinas, etc., no podré afrontar la resolución de la inflamación. Esto sucede cuando se incorpora poco omega-3 en la dieta, por exceso de estrés oxidativo o disfunción mitocondrial, entre otros. Y, como ya te he expuesto, éste es un aspecto que está ganando especial atención investigadora y clínica, y cuenta hoy con múltiples estudios que detectan cantidades bajas de estas moléculas en pacientes con distintas afecciones.

Persistencia de neutrófilos

Si el neutrófilo no entra en apoptosis a tiempo, sigue liberando sustancias inflamatorias e impide que el macrófago entre en modo reparador. La causa suelen ser las disbiosis microbianas, hiperglucemia y cuerpos cetónicos elevados, o ciertas infecciones persistentes.

Sobrecarga de DAMP y restos de tejido

Como indicábamos, los macrófagos también «se comen» los restos de colágeno, fibras, células y otros residuos tras la inflamación. En caso de no hacerlo, las señales inmunitarias continúan y la inflamación se perpetúa, incluso aunque ya no exista infección. El detonante puede ser obesidad, hígado graso, exceso de estrés oxidativo, envejecimiento inmunitario o existencia de fibrosis previas.

Alteraciones metabólicas sistémicas

Las más habituales son la hiperglucemia, la resistencia a insulina o los desequilibrios con el colesterol. Estos estados modifican el equilibrio de los macrófagos, reducen su capacidad de fagocitar y favorecen la polarización hacia M1, su perfil proinflamatorio. Se presentan en casos de obesidad visceral, resistencia a la insulina, hígado graso, exceso de colesterol o la hiperglucemia continuada.

Disbiosis intestinal o tisular

Una microbiota desequilibrada aumenta la permeabilidad intestinal, lo que mantiene activada la señalización inmunitaria. Esto bloquea la conversión del macrófago hacia su estado resolutivo. Sucede cuando hay dietas altas en grasa saturada y bajas en fibra, consumo repetido de antibióticos o estrés crónico, por ejemplo.

Como has podido ver, algunos contextos se han repetido a lo largo de estos factores: obesidad, problemas con la glucosa o el colesterol, desequilibrios asociados a una mala alimentación...

No tengas dudas, todas estas desregulaciones terminan confluyendo en un estado tremendamente dañino para nuestra salud: la inflamación crónica de bajo grado.

2.7. Inflamación crónica de bajo grado: la verdadera pandemia de nuestro tiempo

La inflamación crónica de bajo grado, a menudo llamada *inflamación silenciosa*, es el estado en el que nuestro sistema inmunológico se mantiene en una alerta constante y leve, pero persistente en el tiempo. Quizá no haya dolor, enrojecimiento o calor, pero sí actividad inmunitaria, inflamación y daño en los tejidos.

En este ámbito la ciencia nos ha aportado un dato desgarrador: las enfermedades inflamatorias crónicas se han reconocido como la principal causa de muerte en el mundo actual, responsables de más del 50 por ciento de todas las defunciones. Hablamos de la cardiopatía isquémica, el accidente cerebrovascular, el cáncer, la diabetes mellitus, la enfermedad renal crónica, la esteatosis hepática no alcohólica y las enfermedades autoinmunitarias y neurodegenerativas. Casi nada.

Además, cada vez hay más evidencia de que el riesgo de desarrollar inflamación crónica se remonta a las primeras etapas del desarrollo de la vida y que sus efectos persisten en todas las etapas, pues afecta a la salud en la edad adulta y aumenta el riesgo de mortalidad. En una sociedad donde la prevalencia de enfermedades no transmisibles es cada vez más alta y, además, disminuye la edad media de los afectados, todo esto habla muy a las claras del contexto malsano en el que estamos criando a las futuras generaciones.

Pero ahondemos un poco más en los mecanismos fisiopatológicos de la inflamación crónica. ¿Por qué se instaura en el cuerpo?

Muchos de los factores de riesgo los acabamos de exponer. Todo aquello que inhibe la resolución de la inflamación estará potenciando su cronificación. Sin embargo, en lo concerniente a la inflamación crónica de bajo grado, suele sobresalir un aspecto. Los DAMP, es decir, las señales de alarma internas del organismo, son los desencadenantes habituales, si bien hablamos de una combinación de factores externos e internos.

En una primera fase suelen existir desencadenantes exógenos, como una bacteria, un virus o una astilla, para dar protagonismo posteriormente a células que no quieren morir, moléculas provenientes de una mitocondria que se rompe o proteínas vinculadas a un estresor. Todo ello en un contexto habitual de exceso de tejido graso, alta glucosa en sangre, colesterol, estrés emocional, pobre trabajo digestivo o la mezcla de todos ellos. De hecho, la obesidad es la forma de inflamación crónica cuya incidencia está aumentando con mayor rapidez, según la ciencia.

A nivel celular, como has podido comprobar, en la inflamación (crónica en este caso) los macrófagos se convierten en la célula dominante, que permanece en el tejido y libera una variedad de mediadores que perpetúan la respuesta inflamatoria. Especies reactivas de oxígeno y citocinas proinflamatorias (como TNF-α, IL-1, IL-6) causan daño a las células y alteran su función normal. Al mismo tiempo, los linfocitos colaboran activando más macrófagos y dirigiendo ataques inmunes si identifican antígenos específicos, con lo que se cierra un círculo vicioso de estimulación mutua entre células inmunes.

Otra característica de la inflamación crónica es la destrucción progresiva del tejido al mismo tiempo que el organismo intenta repararlo. Esto conduce a la formación de fibrosis (depósitos de colágeno y tejido cicatricial) y la proliferación de nuevos vasos sanguíneos (angiogénesis) para aportar nutrientes a las células inmunes allí presentes, algo que, lejos de ser una evolución positiva en nuestros órganos, suele conllevar enfermedad. Así, órganos sometidos a una inflamación crónica pueden cambiar su arquitectura normal. Un ejemplo habitual nos lo ofrece el hígado, donde la hepatitis crónica puede derivar en cirrosis fibrosa.

Y es que no debemos olvidar nunca que nuestro organismo está en constante funcionamiento en busca del equilibrio. Primero va la supervivencia y detrás la homeostasis. Por ello, aunque implique funcionar mal, todo nuestro entramado inmunitario se afanará en seguir reparando y solucionando amenazas, en un ciclo que con inflamación crónica no tendrá fin.

No obstante, es cierto que en algunos casos la inflamación crónica puede llegar desencadenada por una inflamación aguda que no se logra resolver, como es el caso de las infecciones persistentes. A nivel mundial, la tuberculosis es probablemente el ejemplo más frecuente. La inflamación crónica asociada a *Mycobacterium tuberculosis* puede durar décadas. Cuando la inflamación es lo bastante grave, llega a acabar con la vida del afectado. También puede ocurrir con *Helicobacter pylori*. Tras una inflamación prolongada causada por la infección de este patógeno, puede producirse una atrofia del estómago, acompañada de fibrosis, donde ambos factores se retroalimentan para la aparición del otro.

En otros casos, la inflamación aguda y la crónica coexisten durante largos períodos, lo que implica una reactivación continua. Ejemplo de ello son afecciones como la artritis reumatoide, el asma, la enfermedad pulmonar obstructiva crónica (EPOC), la esclerosis múltiple, la enfermedad de Crohn o la colitis ulcerosa.

Resumiendo, la inflamación crónica es el resultado de un desequilibrio entre los procesos de lucha contra las amenazas y los de reparación. Los mecanismos normales de resolución comienzan a fallar, mientras la respuesta inflamatoria permanece activa de forma anómala, ocasionando una lesión que se va agravando con el paso del tiempo. Asociado a todo ello, el metabolismo, es decir, los mecanismos de consecución de energía a todos los niveles, también está implicado.

2.7.1. Metainflamación

Si hay algo que sobresale en los casos de inflamación crónica de bajo grado es la metainflamación o inflamación metabólicamente inducida. En los capítulos 4 y 5 hablaremos extensamente de metabolismo e inmunometabolismo, y entenderás hasta qué punto este aspecto es clave.

Como adelanto, te indico que es una forma de inflamación silenciosa, persistente y sistémica, impulsada por alteraciones en el metabolismo celular y provocada por el exceso de nutrientes, el estrés metabólico o la disfunción del tejido adiposo, entre otros.

2.8. Diagnóstico de la inflamación

Llegados a este punto te puedes preguntar: ¿cómo se detecta la inflamación en el organismo? ¿Puedo saber si algo va mal en ese sentido? Pues lo cierto es que «sí, se puede», aunque entre comillas

En los casos de inflamación aguda localizada, el diagnóstico suele ser clínico, basado en la apariencia de la zona afectada y los síntomas del paciente. Algo sencillo.

Sin embargo, para procesos inflamatorios crónicos, el diagnóstico requiere una combinación de evaluación clínica y pruebas complementarias. Y en este sentido no existe una única y específica que por sí sola diagnostique cualquier inflamación.

Si nos vamos a las pruebas analíticas, a nivel sanguíneo existen algunos parámetros que pueden revelar datos que sugieren la existencia de un proceso inflamatorio, como:

- **Velocidad de sedimentación globular elevada (VSG):** mide qué tan rápido se sedimentan (se depositan en el fondo del tubo) los glóbulos rojos en una muestra de sangre. Este proceso se acelera cuando hay una elevación de ciertas proteínas inflamatorias.
- **Proteína C reactiva (PCR) elevada:** es una proteína que produce el hígado en respuesta a la inflamación (tanto aguda como crónica).

- **Citocinas proinflamatorias y otros mediadores:** en el ámbito de la investigación se pueden llegar a medir niveles de ciertas moléculas, como la homocisteína, que es un marcador relacionado con inflamación cardiovascular.

Lo cierto es que, a nivel general, no se suelen hacer estas mediciones. Son más habituales las pruebas de imagen, como una radiografía, ecografía o resonancia magnética, así como los cultivos específicos. Un ámbito vinculado a la inflamación donde sí estamos algo más avanzados y el estándar analítico está más al alcance de todos es en lo referente a la salud digestiva y, más concretamente, al exceso de permeabilidad intestinal. En este terreno destacan la prueba de lactulosa-manitol en orina o la de zonulina en heces, por ejemplo.

Pero resumiendo, el diagnóstico de la inflamación suele ser un compendio de síntomas, datos analíticos y juicio profesional.

2.9. Neuroinflamación

Y quiero cerrar este capítulo hablando de un tema fascinante y cuyo impacto es cada vez mayor, desgraciadamente. La neuroinflamación ha emergido en las últimas dos décadas como el motor fundamental de la neurodegeneración, en trastornos como la enfermedad de Alzheimer, la de Parkinson, la esclerosis lateral amiotrófica (ELA) y en condiciones psiquiátricas mayores, como la depresión y la esquizofrenia.

Hablamos obviamente de los procesos inflamatorios con afán defensivo ocurridos en nuestro cerebro y que, como podrás comprobar a lo largo de este epígrafe, tienen una estructura muy similar a la de la inflamación crónica. En este caso, no obstante, tienen una afectación directa sobre el sistema nervioso central.

Al igual que ocurre en otras partes del cuerpo, a nivel cerebral la inflamación aguda será necesaria para neutralizar patógenos, eliminar desechos celulares y facilitar la reparación tisular. Pero cuando los mecanismos de resolución fallan o el estímulo nocivo persiste, hay consecuencias no deseadas, como la muerte neuronal o la disfunción sináptica (la sinapsis es la estructura donde una neurona se comunica con otra célula). Factores como el envejecimiento, la disbiosis intestinal, la contaminación ambiental y el estrés psicosocial actúan como desencadenantes exógenos que, al interactuar con vulnerabilidades genéticas, inclinan la balanza hacia un estado neurotóxico a nivel cerebral, con consecuencias nefastas.

La importancia de la neuroinflamación en nuestro contexto es tal que merece la pena ahondar un poco en su comprensión. Así que comencemos hablando de la glía o neuroglía, ese conjunto de células del sistema nervioso que cumplen las funciones de soporte, defensa y nutrición para nuestras neuronas y nuestro cerebro.

2.9.1. Microglía y astrocitos: la primera línea de defensa

Al igual que a nivel general contamos con un tipo de defensa rápida e innata, en el cerebro tenemos la microglía (conforma entre el 10 y el 15 por ciento de la población celular de este órgano), la cual actúa como nuestra primera línea de defensa inmunológica. Históricamente se distinguían dos estados principales de estas células, con una similitud muy grande con los macrófagos:

- Estado M1 o proinflamatorio
- Estado M2 o antiinflamatorio, prorresolución y reparación

Sin embargo, en los últimos años se ha identificado un fenotipo único denominado *microglía asociada a enfermedades* o *microglía neurodegenerativa*. Éste sería un tercer estado (o el único posible para algunos científicos), que de nuevo cumple un papel relevante en la defensa, pero que si se cronifica puede convertirse en patológico.

No obstante, contamos también con otros protagonistas en este ámbito, los astrocitos. Son las células gliales más abundantes y desempeñan múltiples funciones.

Curiosamente, los científicos también han propuesto dos estados funcionales polarizados para ellos:

- **Astrocitos A1 (neurotóxicos):** están inducidos por citocinas liberadas por la microglía.
- **Astrocitos A2 (neuroprotectores):** promueven la supervivencia neuronal y la reparación sináptica.

Además de ellos, el ecosistema glial cuenta con los oligodendrocitos y las células ependimarias. Estas últimas, antes consideradas meras barreras físicas, hoy se reconocen como participantes activos en la vigilancia inmunitaria del líquido cefalorraquídeo, capaces de reclutar células de defensa.

Asimismo, es importante entender que la interacción entre microglía y astrocitos es fundamental para la propagación de la neuroinflamación. Si la microglía está dañada o activada, libera factores que inducen la reactividad (comportamiento de activación de la inflamación) de los astrocitos, que a su vez pueden liberar citocinas y quimioquinas que reclutan más microglía y células inmunes periféricas, lo que crea un ciclo de retroalimentación que perpetúa la inflamación crónica.

2.9.2. Barrera hematoencefálica: ¿una estructura ¿inexpugnable?

Durante décadas se sostuvo, casi como dogma, que la barrera hematoencefálica era un muro biológico absolutamente inexpugnable. Hablamos de una estructura que se encuentra en la pared de los vasos sanguíneos cerebrales y que, en condiciones normales, es hermética y separa el sistema nervioso central del resto del organismo.

Sin embargo, hoy día sabemos que no es así. La barrera hematoencefálica es una estructura dinámica compuesta por células endoteliales cerebrales ensambladas entre sí por las denominadas *uniones estrechas*, como ocurre también a nivel intestinal o dérmico. Además, cuenta con los pericitos, unas células que se enrollan alrededor de los capilares sanguíneos más pequeños del cerebro.

En condiciones patológicas, tanto la inflamación sistémica como la neuroinflamación comprometen la integridad de esta barrera. En este sentido, las citocinas proinflamatorias circulantes o sustancias derivadas de la microbiota pueden actuar sobre el endotelio cerebral mediante la disminución del trabajo de esas uniones estrechas, que aumenta la permeabilidad vascular. Si esto ocurre, la ruptura permitirá la entrada de factores neurotóxicos que activan aún más la microglía. Es algo muy similar a lo que hemos visto que puede ocurrir a nivel intestinal con el paso de sustancias no deseadas a la sangre.

Pero, además de moléculas, otras células inmunitarias o incluso patógenos podrían llegar a entrar, para generar así una cascada inflamatoria aún mayor.

2.9.3. Señalización inmunitaria a nivel nervioso

A nivel cerebral, el proceso de activación de la inflamación comienza en la microglía. Ésta se puede activar tanto por señales PAMP (externas) como por DAMP (internas). Las placas beta-amiloides, tan prevalentes en la enfermedad de Alzheimer, son el ejemplo perfecto de DAMP a nivel cerebral.

El segundo paso de este proceso puede ramificarse. Por un lado, el factor nuclear kappa B, el principal interruptor de la inflamación, puede ordenar la producción masiva de proteínas inflamatorias y, por otra, el inflamasoma puede participar también de esa activación proinflamatoria. De hecho, es en ocasiones tan relevante que la activación crónica del inflamasoma es un biomarcador clave en enfermedades como el párkinson.

A continuación, la microglía recluta a los astrocitos para aumentar la respuesta inmunitaria. ¿El problema? Estos últimos comienzan a liberar neurotoxinas que matan activamente a las neuronas y los oligodendrocitos.

Por ello es tan importante, otra vez, el procedimiento de resolución de la inflamación, en este caso a nivel cerebral. Porque de no darse, se pueden dañar las membranas de las neuronas sanas y sus mitocondrias, los astrocitos dejan de actuar de manera correcta e, incluso, se puede ver afectada la integridad de nuestra barrera hematoencefálica.

2.9.4. Desencadenantes de la neuroinflamación

Distintos son los factores de riesgo de la aparición de neuroinflamación. Te resumo algunos de ellos:

- **Acumulación de proteínas tóxicas:** es el caso de las placas beta-amiloides que te citaba antes o la proteína tau, que cuando actúa de manera disfuncional se convierte en inflamatoria. También tenemos encuadrada en este epígrafe a la alfa-sinucleína, otra proteína cerebral que cuando se pliega mal, se vuelve tóxica y forma los denominados *cuerpos de Lewy*, que son prevalentes en varias enfermedades neurodegenerativas.
- **Infecciones:** pueden ser locales, por ataque de un virus a nivel cerebral, o sistémicas (una neumonía, por ejemplo). En este caso se liberan tantas citocinas en la sangre que éstas logran enviar señales a través de la barrera hematoencefálica, aunque no exista una amenaza real a nivel cerebral.
- **Traumatismos y daños vasculares:** un ejemplo de lo primero sería un golpe en la cabeza practicando deporte. En el caso de los daños a nivel de vasos sanguíneos, podríamos hablar de una isquemia, ese problema en el que no llega oxígeno y las neuronas mueren liberando sustancias proinflamatorias.
- **Otros factores asociados a nuestro estilo de vida:** entre ellos encontramos la disbiosis intestinal, en la que distintas bacterias y toxinas llegan a la sangre generando una inflamación crónica de bajo grado que impacta en el cerebro; el exceso de azúcares refinados y grasas saturadas, que activa el sistema inmune cerebral, o el estrés crónico, que mantiene a la microglía en un estado de *priming* o 'prealerta'.
- ***Inflammaging*:** y, sí, la edad obviamente también influye. Poco a poco el sistema inmune se vuelve menos preciso con el paso de los años.

Curiosidad

Una mala salud de tu ecosistema oral, como es la existencia de una periodontitis, puede ser factor de riesgo de distintas enfermedades neurodegenerativas, como el alzhéimer.

Esto sucede porque se da un aumento de las citocinas proinflamatorias que afectan al cerebro por distintas vías y también porque migran algunas bacterias periodontales y moléculas relacionadas a nuestro «órgano pensante», como *Porphyromonas gingivalis*, cuyas gingipainas (unas enzimas altamente agresivas que degradan proteínas) tienen la capacidad de alterar nuestra inmunidad, generar inflamación y dañar tejidos de forma muy profunda.

Fuente: Sedghi, L. M., Bacino, M., y Kapila, Y. L., «Periodontal Disease: The Good, The Bad, and The Unknown».

2.9.5. ¿Cómo saber si tengo neuroinflamación?

Detectar la neuroinflamación es complicado porque, a diferencia de una articulación inflamada que se pone roja y caliente, el cerebro no tiene receptores de dolor propios. Por ello no podemos «sentir» directamente que estamos inflamados.

Sin embargo, en los últimos años, la ciencia nos ha ofrecido un listado de síntomas que pueden estar vinculados con ese proceso de inflamación cerebral.

No obstante, es fundamental matizar que estos síntomas no deben confundirse con episodios aislados de cansancio o falta de foco derivados del estrés puntual o el envejecimiento. Hablamos de neuroinflamación cuando estas manifestaciones se presentan de forma recurrente y sin una causa externa evidente, impactando de manera clara en las capacidades funcionales de una persona. Mientras que cualquiera puede experimentar estos estados que paso a señalar, de manera transitoria, en el contexto clínico de la inflamación cerebral, estos signos suelen persistir a pesar de los intentos de corregirlos con descanso o cambios en la rutina.

- **Niebla mental:** el más habitual. Suele generar una sensación de lentitud, dificultad para encontrar palabras, problemas para concentrarse...
- **Fatiga que no mejora con el descanso:** ocurre porque el cerebro inflamado consume mucha energía.
- **Apatía y falta de motivación:** causada por la bajada de la dopamina cuando hay excesivas citocinas inflamatorias circulantes.
- **Inestabilidad emocional:** se presenta en forma de irritabilidad repentina o ansiedad sin motivo aparente, por ejemplo.
- **Alteraciones del sueño:** tanto el insomnio como dormir en exceso, pero no sentir haber descansado, son síntomas de ello.

Además de todo lo indicado, existen distintas pruebas avanzadas que se suelen llevar a cabo cuando existen sospechas de problemas de índole neurodegenerativa. En todo caso, de nuevo nos encontramos ante un ejemplo de que la resolución de la inflamación es absolutamente crucial, así como que nuestro estilo de vida tiene un impacto directo en ella, para la que puede ser tanto un desencadenante como parte de la solución.

Seguiremos hablando de inflamación a lo largo de los siguientes capítulos, pero ahora toca hacerle un hueco a unas diminutas protagonistas de todo este proceso inmunitario: las mitocondrias.

3

Sin mitocondrias no hay vida

Los dos primeros capítulos nos han permitido circular por la piel, distintos órganos, mucosas, células..., pero no nos vamos a quedar ahí. Ahora toca introducirse profundamente en el cuerpo humano. Para ello haremos un zum enorme que nos dará la oportunidad de mirar dentro de las células de nuestro cuerpo para llegar hasta las mitocondrias. Espero poder transmitirte en este apartado tanto la fascinación que me producen estas diminutas partes de nuestro ser como su relevancia en la salud.

Las mitocondrias son unos orgánulos que viven dentro de (casi) todos los tipos de células de nuestro cuerpo y les permite, entre otras cosas, acceder a la energía que necesitan y así cumplir sus propias funciones y mantenerse vivas. Son tan esenciales para nuestra supervivencia que, cuando por cualquier motivo, comienzan a funcionar erráticamente, se convierten en factor de riesgo de múltiples enfermedades.

No obstante, hay un dato crucial que debes conocer, que es que no existe una única mitocondria dentro de cada célula, ni mucho menos. Dependiendo de la zona del cuerpo y función del tejido del que hablemos, éstas pueden oscilar entre varias decenas hasta miles de ellas:

- **Células de baja demanda energética (como los linfocitos vírgenes):** aquí podemos encontrar desde algunas decenas a cientos de mitocondrias por célula. En este caso, cuando un linfocito evoluciona hacia un tipo activo, como por ejemplo una célula T, aumentará ese número ante la demanda energética de su labor inmune.
- **Células de actividad media (por ejemplo, los hepatocitos, las principales células del hígado):** contienen alrededor de mil a dos mil mitocondrias por célula.
- **Células de alta demanda energética (sistema musculoesquelético):** llegan a coexistir hasta cinco mil (e incluso más) mitocondrias por célula.

En este punto también es importante aclarar que, en la mayoría de los casos, estas mitocondrias formarán una red interconectada, en la cual el número de componentes está en constante cambio. Esto quiere decir que si con las herramientas técnicas que tenemos actualmente nos introdujéramos en una célula e intentáramos cuantificarlas, veríamos que no se mueven como entes individuales, sino que tienden a agruparse entre sí.

Acerca de su función en nuestro organismo, durante años nos enseñaron que las mitocondrias eran únicamente pequeñas fábricas de energía cuya misión es producir ATP, la moneda con la que las células «pagan» cada movimiento, pensamiento o latido. Hoy lo podemos decir alto y claro: esa definición es incompleta e incierta. Entre otras, estos pequeños orgánulos cumplen funciones inmunitarias, reguladoras e incluso desintoxicantes. Pero de todo esto te hablaré más adelante.

Empecemos por entender un poco más en profundidad qué son, de dónde vienen y cómo descubrimos su impagable trabajo en pro de nuestra salud. Para ello nos apoyaremos en la historia de su estudio, ya que ésta nos permitirá comprender mejor sus múltiples características.

3.1. La búsqueda mitocondrial

Para hablar de la historia relacionada con las mitocondrias tenemos que desplazarnos, en primer lugar, hasta el siglo XIX. El anatomista y fisiólogo suizo Albert von Kölliker y más tarde el patólogo alemán Richard Altmann fueron los primeros en tener un contacto visual con las mitocondrias, si bien no tenían claro qué eran exactamente esos «gránulos» que estaban viendo. Llegar hasta donde lo hicieron no fue tarea fácil, los métodos de entonces estaban a años luz de los microscopios electrónicos o las técnicas moleculares de hoy en día.

A finales de ese siglo, el microbiólogo alemán Carl Benda sería el encargado de acuñar el concepto de *mitocondria*, uniendo dos palabras griegas: *mitos* ('hilo') y *khondros* ('grano', 'gránulo' o 'pequeño corpúsculo'). ¿El motivo del término? La capacidad de las mitocondrias de cambiar de forma, para aparecer a veces como filamentos largos y otras como pequeños gránulos esféricos.

Ya en el siglo XX llegarían otros dos hitos clave para el entendimiento de las funciones de estos orgánulos:

- **Respiración celular (1912):** el biólogo y fisiólogo celular Otto Warburg sugirió que la respiración celular (el proceso mediante el cual tus células «digieren» a nivel molecular lo que comes para obtener energía) ocurría en estas estructuras granulares dentro de la propia célula. Seguramente te suene el nombre de este científico, ya que Warburg es también el padre de la teoría que explica que las células tumorales consumen grandes cantidades de glucosa y producen lactato incluso en presencia de oxígeno (efecto Warburg).

- **El descubrimiento definitivo (1948):** los científicos Eugene Kennedy y Albert Lehninger lograron aislar mitocondrias intactas del hígado de una rata. Demostraron, sin lugar a dudas, que el ciclo de Krebs y la fosforilación oxidativa (dos de las fases del proceso de consecución de energía de las células) ocurrían en exclusiva dentro de la mitocondria.

Por todo ello, hasta este momento histórico sí que puede parecer lógico que se pensara que las mitocondrias funcionaban únicamente como pequeñas centrales eléctricas que cumplían un papel primordial en la generación de energía para las células. Sin embargo, faltaban por llegar algunos descubrimientos que lo cambiarían todo y para siempre.

Algunas décadas después del hallazgo de Kennedy y Lehninger, la llegada de los microscopios electrónicos permitió, por primera vez, ver y analizar el interior de una mitocondria con detalle. Ello propició una revelación impensable hasta la fecha: estos corpúsculos tenían su propio ADN. El descubrimiento llegaría de la mano de Margit y Sylvan Nass en 1963 y abría el debate sobre el papel real y las funciones de estas pequeñas estructuras: ¿por qué un orgánulo tan diminuto necesitaría sus propios genes?

La respuesta la consiguió dar algunos años después la bióloga Lynn Margulis, que a través de su teoría endosimbiótica (1967) propuso que las mitocondrias no se formaron «dentro» de la célula, sino que son la evolución de bacterias aeróbicas (las que necesitan oxígeno para vivir y producir energía) que fueron engullidas por un microorganismo procariota (una arquea). En lugar de ser digerida y eliminada, ambos organismos llegaron a un acuerdo de colaboración, por el cual la bacteria se quedaba dentro de la arquea y le proporcionaba energía a cambio de protección, pero manteniendo su propio ADN.

De esta manera nos encontrábamos ante la unión célula-mitocondria, la cual daba lugar a las primeras células eucariotas (células con núcleo y orgánulos), que fueron la base que permitió que cientos de años más tarde existieran los organismos pluricelulares como tú y como yo. Sin ellas, no existiría la vida tal y como la conocemos.

Por desgracia, el trabajo de Margulis fue rechazado sistemáticamente, ridiculizado e ignorado por la élite científica durante años, antes de ser aceptado entre las décadas de los setenta y ochenta. Pero el tiempo le ha dado la razón. De hecho, el ADN mitocondrial es circular, igual por completo al de las bacterias, y éste es uno de los puntos clave que dan validez a la teoría endosimbiótica.

Además de esos avances, en estas últimas décadas llegarían otros dos hallazgos importantes:

- **Eva mitocondrial (1987):** al descubrirse que el ADN mitocondrial se hereda casi exclusivamente de la madre, los genetistas pudieron rastrear el linaje humano hasta una antecesora común en África, conocida como *Eva mitocondrial*. Una auténtica locura.
- **Apoptosis (años noventa):** se descubrió que las mitocondrias son las encargadas de iniciar la muerte celular programada (apoptosis), a través de la sustancia citocromo c, algo que es vital para evitar el cáncer, entre otras patologías.

Estos que te he expuesto son algunos de los hechos históricos más relevantes, pero no los únicos. Sin embargo, nos dan la base para entender que nuestro conocimiento sobre las mitocondrias ha ido evolucionando a través de los siglos, y que por el camino se ha logrado descubrir cada vez más funcionalidades y características de estos organelos. Y si bien ahondar en su estructura y composición, o en los procesos de fusión, fisión o dinámica mitocondrial, podría darnos aún más información interesante, quizá ello nos desviaría de la esencia de este libro, que se vincula al sistema inmunitario, la inflamación y el metabolismo. Por ello, no puedo dejar de recomendarte el libro *Activa tus mitocondrias*, de mi estimado Antonio Valenzuela, en caso de que te interese ahondar en esos maravillosos temas y conocer aún más profundamente estas fuentes de vida.

Nosotros vamos a seguir hablando de ellas, pero en este caso nos vamos a centrar ahora en destacar las distintas funciones que cumplen estos organelos en nuestro cuerpo.

3.2. Funciones de las mitocondrias

Como te indicaba, más allá de ser las auténticas protagonistas de la generación de energía en nuestro cuerpo, las mitocondrias se asocian con otras funciones relevantes para nuestra supervivencia. Profundicemos en algunas de ellas.

3.2.1. Producción de calor

¿Nunca te has planteado por qué nuestra temperatura es relativamente estable (entre 36 °C y 37 °C) independientemente del calor o frío que haga en el exterior? Esto es así gracias a las mitocondrias, que actúan como pequeñas «estufas biológicas» a través de dos procesos: la homeotermia basal y la termogénesis.

El primero de ellos se refiere al calor basal de nuestro cuerpo vinculado al trabajo de las mitocondrias al generar energía para otros procesos al margen de la regulación de la temperatura. Por ello, se le ha definido históricamente también como *calor accidental* o *calor derivado*, al no ser la meta real de esa generación.

Por otro lado, cuando sentimos frío, nuestro cuerpo tiene la capacidad de activar la termogénesis. En este caso el organismo necesita generar calor a propósito y para ello libera sustancias como la noradrenalina, que impulsa que las mitocondrias se pongan a ello, sobre todo las que se encuentran en la grasa parda. Éste es un tipo de tejido adiposo especial de nuestro cuerpo, del que te hablaré en el capítulo 8. No obstante, si el frío es más acusado y no logramos mantener nuestra temperatura de equilibrio, se puede activar en paralelo la termogénesis por escalofrío, que implicará que tengamos contracciones musculares involuntarias como mecanismo para generar calor. En estos casos, tanto el estímulo como la meta, que es la generación de calor para mantener nuestro equilibrio en cuanto a temperatura, sí van alineados.

Curiosidad

Los escalofríos son esos breves temblores que normalmente intervienen en la regulación de la temperatura (o como una respuesta inmunitaria durante la fiebre).

Sin embargo, también pueden desencadenarse por procesos relacionados con la información, es decir, por los estímulos recibidos a través de la música, un libro, un discurso... Se me pone la piel de gallina al pensarlo.

Fuente: Schoeller, F., «ChillsDB: a gold standard for aesthetic chills stimuli».

3.2.2. Desintoxicación hepática

El hígado es uno de los órganos con mayor densidad mitocondrial del cuerpo, al contar con entre ochocientas y dos mil mitocondrias por célula, cifra que se puede incrementar cuando hay una alta demanda de energía. Esto es así porque cumple múltiples funciones, como el procesamiento de nutrientes (carbohidratos, grasas y proteínas), la desintoxicación del organismo, la producción de urea o el mantenimiento del equilibrio químico del cuerpo, entre otras. Cuantas más funciones químicas tiene un órgano, más mitocondrias necesita, así las células del hígado están cargadas de ellas.

Asimismo, vinculado a este trabajo hepático, la ciencia ha puesto de relieve que cuando nuestro cuerpo procesa proteínas, genera amoniaco, que es una sustancia muy tóxica. En este sentido, el hígado debe convertir ese amoniaco en urea para poder expulsarlo a través de la orina y parte de este ciclo de la urea ocurre físicamente dentro de la mitocondria. Sin este proceso, nos intoxicaríamos con nuestros propios desechos metabólicos con rapidez.

3.2.3. Regulación del calcio celular

La mitocondria también regula la cantidad de calcio presente dentro de las células para así poder controlar su energía, señalización y la vida o muerte celular. Tiene la capacidad de acumular calcio cuando éste sube demasiado y devolverlo cuando se van equilibrando los niveles.

Y éste es un proceso muy importante, ya que el exceso de calcio celular provoca estrés oxidativo, fallos en los mecanismos de señalización y, peor aún, daños mitocondriales graves.

3.2.4. Responsables de la apoptosis

El concepto de *apoptosis* hace referencia a la muerte celular programada: un proceso orientado a eliminar las células dañadas, viejas o peligrosas (como las cancerosas) de nuestro organismo. En este sentido, son las mitocondrias, desde dentro, las que controlan que esa circunstancia se dé como debe a través de la denominada *vía intrínseca de la apoptosis*.

De manera resumida: cuando la célula sufre un estrés interno grave (daño en el ADN, estrés oxidativo, falta de nutrientes...), envía una señal de alarma. La mitocondria reacciona a ésta liberando la sustancia denominada *citocromo c*, que junto con una proteína se convertirá en lo que se conoce como *apoptosoma*. Este compuesto actuará como una especie de trituradora que deshace las células dañadas gracias a otras proteínas, las caspasas.

Todo este proceso es ciertamente relevante, ya que si las células no mueren y entran en un estado de senescencia (convirtiéndose en «células zombis»), emitirán de manera continuada señales proinflamatorias que fomentarán que las células de su entorno puedan copiar esa disfuncionalidad de senescencia.

Un ejemplo sencillo que deja patente que el proceso de apoptosis no se lleva a cabo correctamente es el cáncer, en el que la evasión de esta muerte programada es una de las características fundamentales. Una célula cancerosa no es siempre una célula que se divide más rápido, sino una célula que se niega a morir cuando debería hacerlo.

3.2.5. Síntesis de hormonas esteroideas y vitamina D

Tanto tus hormonas sexuales como las vinculadas a los procesos de estrés dependen de tus mitocondrias. En la síntesis de hormonas como la testosterona, el estrógeno, la progesterona y el cortisol hay un primer paso mitocondrial, en el que el colesterol entra en el orgánulo para ser transformado en pregnenolona, la molécula precursora de las hormonas que te he citado. Esto ocurre en las células de la glándula suprarrenal, los ovarios, los testículos, la placenta y el cerebro, los cuales contienen un sistema enzimático que permite que se dé este proceso.

Asimismo, las mitocondrias presentes en las denominadas *células tubulares renales* contienen las enzimas clave para la activación de la vitamina D.

3.2.6. Producción de hemoglobina (síntesis del grupo hemo)

La sangre es roja gracias a las mitocondrias. Tremenda frase... La explicación es que la síntesis del grupo hemo, es decir, la estructura química presente en la hemoglobina y que permite transportar el oxígeno de los pulmones a los tejidos (y que es además el componente rojo de dicha hemoglobina), comienza y termina dentro de la mitocondria.

Curiosidad

Si listáramos todos los tipos de células diferentes que tenemos en el cuerpo, menos del 1 por ciento entrarían en la categoría de células sin mitocondrias.

De ellas, los más famosos son los glóbulos rojos, hematíes o eritrocitos (puedes llamarlos de esas tres formas). Y es que estas células, en el proceso de maduración, eliminan a sus mitocondrias por varios motivos:

1. Porque así tienen más espacio para acumular hemoglobina.
2. Porque su labor es transportar oxígeno, y en caso de tener mitocondrias lo estarían consumiendo.
3. Por protección, ya que los eritrocitos se mueven en un ambiente de alto riesgo oxidativo, y tener mitocondrias en ese entorno sería muy perjudicial.

Fuente: Pretini, V., «Red blood cells: Chasing interactions».

3.2.7. Papel como centinela del sistema inmune

Este último apartado acerca de las distintas funciones de la mitocondria nos dará pie para profundizar en su vínculo con el sistema inmunitario y la inflamación.

Comencemos indicando que hace poco se ha descubierto que las mitocondrias son parte de nuestra primera línea de defensa contra los virus, específicamente. Eso es así porque cuentan con una proteína en su superficie llamada MAVS (*mitochondrial antiviral-signaling protein* o 'señalización antiviral mitocondrial'). Así que cuando un virus entra en la célula, la mitocondria lo detecta y usa esas MAVS para activar una alarma que hace que la célula libere interferones, con los que alerta al sistema inmune de que hay una infección en curso.

Y éste es sólo uno de los vínculos existentes entre los organelos y nuestro entramado inmunitario, un aspecto que vamos a analizar en profundidad a continuación.

Antes de pasar al próximo epígrafe, permíteme poner en valor que la participación de las mitocondrias en tantos procesos de diversa índole es otro ejemplo más de la maravillosa complejidad de nuestro organismo. Si lo vemos con perspectiva, hablamos de cientos e incluso miles de mitocondrias por célula, que tienen que trabajar al unísono en pro de una meta común en áreas tan distintas como la metabólica, la hormonal o la inmunitaria. Es una auténtica barbaridad.

Ahora que ya tenemos una idea más o menos formada sobre la importancia de estas pequeñas estructuras, veamos qué vínculo específico tienen con nuestro sistema inmunitario, así como con la inflamación.

3.3. Mitocondrias, sistema inmune e inflamación

Demos luz, pues, a esta gran pregunta: ¿de qué forma directa se conectan las mitocondrias y el sistema inmune?

3.3.1. El ADN y el ARN mitocondriales pueden activar cascadas de señalización que conducen a la respuesta inmunitaria

Al inicio del capítulo, y de manera breve, citábamos el ADN mitocondrial, indicando su origen bacteriano. Hablamos de un genoma muy compacto, que sólo presenta treinta y siete genes:

- Trece de ellos codifican proteínas esenciales para la cadena respiratoria (la maquinaria que fabrica ATP). Sin ellos, nuestras células no podrían «respirar oxígeno» para obtener energía.

- Veinticuatro codifican el ARN, la molécula que copia, transporta o regula la información genética para que una célula pueda fabricar proteínas. En este caso, dentro de la mitocondria.

Pues bien, tanto el ADN como el ARN mitocondriales pueden ser filtrados a la célula para inducir así una respuesta inmunitaria mediante diferentes cascadas de señalización. En este caso actúan como patrones moleculares asociados al daño (DAMP). Por ejemplo, en las infecciones por el virus del herpes simple pueden provocar la liberación de ADN mitocondrial para potenciar la respuesta inmunitaria antiviral.

3.3.2. Activación del inflamasoma NLRP3

Como veíamos en el capítulo 2, el inflamasoma es un conglomerado de proteínas que actúa como un sensor de peligro e inicia distintos procesos inflamatorios. En este sentido, el mal funcionamiento mitocondrial es uno de los principales activadores de uno de ellos, y probablemente el más importante, el inflamasoma NLRP3.

Mediante la liberación de especies reactivas de oxígeno mitocondriales o la expulsión de cardiolipina (un lípido que sólo debería estar dentro de la mitocondria) hacia el exterior, se activa el NLRP3, lo que lleva a la producción de distintas citocinas muy inflamatorias.

3.3.3. Señalización paracrina dependiente de las mitocondrias

Has leído el título y no has entendido nada. No te preocupes, que lo aclaramos. El concepto de *paracrino* o *paracrina* se refiere a un tipo de comunicación celular en el que a través de alguna molécula una célula impacta con otra cercana (nunca a gran distancia). En esta situación, cuando existe estrés mitocondrial, nuestros orgánulos inducen a las células en las que viven a secretar ciertas moléculas que actúan sobre otras células o tejidos cercanos.

Estas moléculas de señalización son variadas. Por ejemplo, están los denominados *péptidos* derivados de la mitocondria (como la humanina o el MOTS-c) y que pueden tener efectos tan relevantes como quemar grasa al mismo tiempo que reduce la preferencia por el azúcar, impactar en la prevención de la resistencia a la insulina inducida por la dieta o incluso proteger las neuronas.

Cómo no, estas sustancias también tienen un impacto inmunitario. Un ejemplo es el succinato, un metabolito (una sustancia implicada en el metabolismo) que ayuda a regular la respuesta inmunitaria tanto con efectos proinflamatorios como vinculados con la reparación de tejidos.

En esta misma línea también encontramos a los MAVS de los que te hablé un poco más arriba. Aquí, cuando los sensores mitocondriales detectan ARN viral, inician una cascada de señalización que bloquea la replicación del virus. Y, finalmente, también podemos citar aquí a las especies reactivas de oxígeno, el ADN mitocondrial o el ATP extracelular, ya que tienen ese potencial señalizador.

3.3.4. Producción de especies reactivas de oxígeno mitocondriales

Casi siempre que citamos las especies reactivas de oxígeno o ROS, lo hacemos en un contexto negativo. Sin embargo, también pueden cumplir un rol mensajero. En el caso de las ROS mitocondriales, éstas sirven para que los macrófagos puedan destruir bacterias ya fagocitadas. Además, estas moléculas potencian la respuesta inflamatoria en condiciones de hipoxia (falta de oxígeno).

3.3.5. *Inflammaging*

También citamos en el capítulo 2 el *inflammaging*, ese término acuñado por los científicos para describir la inflamación de bajo grado que acompaña al envejecimiento. En este terreno hay un claro vínculo entre la disfuncionalidad de las mitocondrias provocado por el paso del tiempo y la regulación de los procesos inflamatorios. Por ello, entre otros aspectos, cuidar de la salud mitocondrial es promover un contexto antiinflamatorio.

Ejemplo de ello son las mioquinas (un tipo de citocinas, no confundir con las mitoquinas que citamos anteriormente), unas moléculas liberadas por nuestros músculos cuando hacemos ejercicio y que tienen la capacidad de señalizar y conectar nuestros músculos con el sistema inmune, el cerebro o el intestino, por ejemplo. Su potencial antiinflamatorio y beneficioso a nivel mitocondrial es muy grande.

De estos y otros muchos aspectos te hablaré en el capítulo 8, en el que desgranaremos cómo lograr un sistema inmunitario imparable.

Curiosidad

Seguro que has escuchado hablar de la melatonina y, probablemente, al nombrarla te venga a la mente el sueño y el descanso. Es natural. La explicación es que ese vínculo entre conceptos tiene como base la melatonina que se fabrica en la glándula pineal, una región que está situada en el centro de tu cerebro.

Sin embargo, hay otro tipo de melatonina desconocida para la mayoría, la mitocondrial. Ésta se produce y acumula en las mitocondrias. Sus funciones principales son la lucha contra los radicales libres y el estrés oxidativo, favorecer la producción de ATP, mantener la integridad de la membrana mitocondrial o prevenir disfunciones que pueden llevar a muerte celular.

Fuente: Reiter, R. J., «Mitochondria: central organelles for melatonin's antioxidant and anti-aging actions».

3.3.6. Mitofagia y control de la inflamación

Cuando hablamos de mitofagia nos referimos al proceso de reciclaje de mitocondrias dañadas. Si éste no se da correctamente, también se pueden generar mitocondrias «zombis», las cuales favorecen la inflamación crónica de bajo grado, que es la base de casi todas las enfermedades modernas.

En el espectro contrario, si los procesos de mitofagia son óptimos, la célula se mantiene limpia, joven y eficiente desde el punto de vista de la energía.

Y éste no es un tema menor. Defectos en la mitofagia se asocian con enfermedades autoinmunes y neurodegenerativas (como el párkinson), donde la acumulación de «basura mitocondrial» mantiene el sistema inmune en alerta crónica.

3.3.7. Regulación de la apoptosis

En el contexto de la apoptosis, la clave reside en que para que los procesos de inflamación se resuelvan, las células inmunes activadas (como los neutrófilos) deben morir y posteriormente ser eliminadas.

Como la mitocondria regula esta apoptosis, es responsable directa de que, si ese proceso de limpieza celular no ocurre, la inflamación se vuelva crónica y autoinmune.

3.3.8. Inmunometabolismo y reprogramación metabólica

Y vamos a cerrar este capítulo con un tema que será central también en el siguiente.

Uno de los nexos de unión más claros e importantes entre el sistema inmunitario y las mitocondrias tiene que ver con la función principal de las últimas, la generación de energía o metabolismo, es decir, el conjunto de reacciones químicas que ocurren en las células (normalmente vía mitocondrias) para obtener energía, fabricar moléculas, mantener la vida y adaptarse al entorno.

En este sentido, cuando profundizamos en ese universo, pero centrándonos en las células inmunitarias, nos estamos adentrando en un área de estudio conocida como *inmunometabolismo*.

¿Por qué es importante o interesante hablar de ello? Porque, entre otras cosas:

- Cuando una célula detecta una amenaza, las mitocondrias son las primeras en reaccionar y cambian su manera de producir energía. Esto conduce a una vía más rápida pero menos eficiente, cargada de radicales libres y que libera mensajes químicos que convocan a las defensas. Si esto no se controla correctamente, puede tener efectos desastrosos por el exceso de inflamación que se produce.

- También puede darse en las células inmunitarias un fenómeno que se conoce como *reprogramación metabólica*. En este sentido, las células pueden cambiar el tipo de recurso energético que utilizan, y esto impacta en cómo afrontan la actividad inmunitaria (por ejemplo, siendo más proinflamatorias o vinculándose más con los procesos de resolución). Esto ocurre habitualmente con los macrófagos o las células T. En condiciones de equilibrio, esa reprogramación metabólica será parte normal del proceso inflamatorio, pero en contextos patológicos habrá un desequilibrio que está presente en múltiples enfermedades.

El universo del inmunometabolismo es muy interesante, créeme. Por ello será el eje central de los próximos dos capítulos, en los que iremos paso a paso para poder entender desde la base los procesos metabólicos y, a continuación, toda la influencia que éstos tienen en el funcionamiento de nuestro sistema inmune y la inflamación.

Y ya te adelanto una idea: si hay un nexo en común entre (casi) todos los tipos de enfermedades, ya sean autoinmunes, no transmisibles, mitocondriales, etc., es un desequilibrio inmunometabólico.

4

¿Qué es el metabolismo y por qué es tan relevante?

Casi todo lo que ocurre en nuestro cuerpo necesita energía para poder ejecutarse, de los aspectos generales como caminar, a los específicos como sintetizar una hormona, por ejemplo.

De igual forma, todos los seres vivos del planeta estamos formados, principalmente, por los mismos elementos químicos: oxígeno, carbono, hidrógeno, nitrógeno y, en menor medida, otros componentes como calcio, azufre, potasio o fósforo. Y para incorporar a nuestro organismo y poder utilizar tanto la energía como las moléculas de las que estamos hablando, entra en juego el metabolismo, que es el conjunto de reacciones químicas que ocurren en las células orientadas a transformar los nutrientes que hay en los alimentos en componentes necesarios para nuestra supervivencia.

Hablamos de una compleja ruta de vías enzimáticas que regulan esa conversión de los macronutrientes (carbohidratos, lípidos o grasas y proteínas) y micronutrientes (vitaminas y minerales) en energía (ATP) y moléculas estructurales o señalizadoras. Pero el metabolismo también se encarga de obtener todo lo posible de los nucleótidos, las moléculas que forman el ADN y el ARN de los seres vivos y que también introducimos en nuestro organismo a través de la alimentación. Por ejemplo, cuando nos comemos una pechuga de pollo, nuestro sistema digestivo descompone su ADN en esas piezas básicas denominadas *nucleótidos*, los cuales sirven como materia prima para que nuestras células sinteticen su propio material genético.

Pero permíteme volver un momento a las partículas elementales como el oxígeno, porque serán importantes en explicaciones posteriores. Curiosamente somos complejos en extremo si vemos el cuerpo humano desde un punto de vista general, pero a nivel bioquímico son sólo seis los elementos principales que nos componen. Así que incluso del listado que te daba antes nos sobraría alguno. El cómo se distribuyen molecularmente dichas partículas es lo que permite que se generen una multiplicidad de sustancias, estructuras, tejidos...

Hagamos una analogía con los bloques de LEGO. Si dotáramos a cada una de estas sustancias elementales (como el carbono o el calcio) de un color, estaríamos viendo todo el tiempo una gama cromática relativamente corta mientras estamos jugueteando con nuestras piezas. Será la disposición de cada color (elemento) lo que convierta a la estructura final en una u otra cosa. Por ejemplo, dos átomos de hidrógeno y uno de oxígeno dan como resultado agua (H_2O), pero si incluyo un ladrillo más de oxígeno, obtengo peróxido de hidrógeno o agua oxigenada (H_2O_2). Y lo consigo sólo mezclando «dos colores».

O podemos ejemplificarlo también a través de lo que conocemos como *proteínas*. Por definición, una proteína es una macromolécula, es decir, que está compuesta por distintos aminoácidos que se unen formado una o varias cadenas. Por tanto, se compone de estructuras más pequeñas denominadas *aminoácidos* (en los humanos existen veinte principales), que a su vez se forman a partir de cuatro o cinco sustancias elementales: carbono, hidrógeno, oxígeno, nitrógeno y, con menor frecuencia, azufre.

Todo ello propicia que para nuestra propia supervivencia necesitemos siempre esas partículas elementales. Así que en esencia vivimos en una incesante búsqueda en nuestro entorno de esos elementos, ya que son básicos para la formación de tejidos, la reparación, el movimiento o el transporte de sustancias por el organismo, entre otros aspectos.

No obstante, no siempre utilizamos los nutrientes obtenidos de la misma manera, y esto es realmente interesante a la par que relevante:

- En unos casos haremos uso directo las moléculas «completas» que obtenemos de los alimentos. Por ejemplo, la vitamina C de un pimiento, cuya estructura está compuesta por carbono, hidrógeno y oxígeno, no la descomponemos en esas partículas elementales. Nuestro organismo hace uso de la vitamina C «al completo».
- Pero en la mayoría de las ocasiones nuestro cuerpo sí que rompe las moléculas y retiene sus elementos químicos con la idea de construir otras sustancias posteriormente. Por ejemplo, minerales como el azufre que están presentes en ciertos aminoácidos se necesitan para sintetizar otras partículas como la coenzima A o el glutatión, y el fósforo de los nucleótidos, para fabricar moléculas señalizadoras. En estos casos, se descomponen los alimentos hasta conseguir su versión más básica, la de los iones de estos minerales, que son su forma absorbible. O un ejemplo más sencillo aún. Cuando como arroz, y mi cuerpo quiere utilizar su parte de hidrato de carbono para generar energía, necesita descomponer su estructura (en este caso el almidón)

hasta conseguir amilosa y amilopectina, que tras la digestión se convertirán en glucosa libre en nuestro torrente sanguíneo. Ahora sí, nuestro organismo tiene la capacidad de convertir esa sustancia, la glucosa, en energía.

En resumen, lo que obtenemos de los alimentos es gestionado por el metabolismo, el cual mediante distintas reacciones químicas terminará aportando al organismo moléculas o partículas elementales que sirvan para generar otras moléculas, así como también energía.

4.1. Metabolizando lo que comemos: ¿de qué nos sirve?

Como el metabolismo vinculado al sistema inmunitario, es decir, el inmunometabolismo, es uno de los puntos centrales del aprendizaje que espero que os llevéis todos los lectores, es necesario que sigamos ahondando en las funciones principales en las que participan las sustancias que incorporamos a través de la alimentación y que son canalizadas por el metabolismo.

4.1.1. Macronutrientes

Carbohidratos

Los obtenemos de los cereales, el arroz o los tubérculos, por ejemplo, y su función es principalmente energética. Son la fuente clave de combustible para las células, sobre todo para el cerebro y los glóbulos rojos.

A través del metabolismo, nuestro cuerpo rompe los carbohidratos complejos hasta convertirlos en su forma más simple, la glucosa (azúcar), que pasará del intestino a la sangre y que puede ser almacenada o utilizada más tarde.

En caso de no necesitarla y querer guardarla, la reservamos en los músculos y, en menor medida, en el hígado en forma de glucógeno, una molécula gigante formada por miles de unidades de glucosa empaquetadas juntas para ser usadas cuando los niveles de ésta en sangre estén bajos.

Un apunte importante: si todos nuestros almacenes para guardar glucosa o glucógeno están llenos y seguimos introduciendo más en el cuerpo, éste, que es sabio y ha pasado por muchas penurias evolutivamente, lo convertirá en grasa, en un intento de preservar esa útil energía. De hecho, en nuestro contexto, el problema de la obesidad pasa más por la ingesta excesiva de carbohidratos que de grasas.

Para acabar por generar energía a partir de la glucosa se activan unas rutas metabólicas de las que te hablaré después.

Lípidos (grasas)

Las grasas las encontramos en múltiples alimentos, desde los de origen animal hasta algunas frutas como el coco, los aceites vegetales, como el de oliva, o los frutos secos. Son la forma más eficiente de almacenar energía en el tejido adiposo y cumplen funciones del todo esenciales para nuestra salud:

- **Estructural (membranas celulares):** los fosfolípidos y el colesterol son dos de los componentes fundamentales de la membrana de todas las células del cuerpo. Y si bien los podemos incorporar directamente a través de los alimentos, lo cierto es que en porcentajes su-

periores al 75-80 por ciento (en ambos casos) se tienen que sintetizar dentro de nuestro organismo. Pero, para ello, primero se descomponen las grasas ingeridas a través del metabolismo o preservadas como tejido adiposo, proceso en el que también participan los carbohidratos, ya que nuestro organismo puede usar el exceso de energía de éstos para sintetizar acetil-CoA, una de las sustancias base para construir nuevas cadenas de ácidos grasos y colesterol.
- **Regulación hormonal:** los lípidos son la base para sintetizar hormonas esteroideas como la testosterona, los estrógenos o el cortisol.
- **Protección y aislamiento:** protegen órganos vitales y ayudan a mantener la temperatura corporal.

Proteínas

Y finalmente a nivel de macronutrientes tenemos las proteínas. Huevos, carnes blancas o rojas, pescados, lácteos, legumbres o soja y sus derivados son las fuentes más habituales. ¿Para qué las necesitamos?

- **Función estructural:** forman la estructura básica de músculos, huesos, piel y cabello. Todo lo que tenga que ver con tejidos necesitará de las proteínas.
- **Función enzimática:** todas las enzimas son proteínas que actúan como catalizadores, es decir, son las encargadas de regular la velocidad de las reacciones químicas. Aunque solemos decir que las «aceleran», su función es más bien moduladora, ya que algunas enzimas activan procesos, mientras que otras actúan como inhibidoras, frenando o bloqueando reacciones según lo que el cuerpo necesite en cada momento.

Y esto es absolutamente esencial en el contexto del metabolismo, como irás comprobando a lo largo del capítulo.

- **Transporte:** permiten mover distintas moléculas a través de la sangre, como el hierro o el cobre.
- **Inmunológica:** los anticuerpos que tanto hemos citado en los primeros capítulos son proteínas especializadas en la defensa del organismo.

4.1.2. Micronutrientes

Vitaminas

Las vitaminas son otras de las moléculas indispensables para que las reacciones químicas del organismo ocurran correctamente. Se dividen de manera habitual entre hidrosolubles (viajan en agua) y liposolubles (viajan en grasa) y las encontramos en frutas y verduras, huevos, pescados, mariscos, semillas y frutos secos, sobre todo.

En nuestro organismo participan como:

- **Cofactores enzimáticos:** es decir, son activadoras de enzimas. Por ejemplo, la vitamina B9 (o ácido fólico) es vital para sintetizar ADN y ARN, y de ahí que se ponga especial interés en el embarazo en tener unos niveles óptimos.
- **Antioxidantes:** protegen a las células del daño oxidativo, principalmente las vitaminas C y E.
- **Reguladores a nivel genético:** algunas, como la vitamina D, actúan casi como hormonas, puesto que regulan la expresión de genes.

Minerales

También tenemos los minerales, muchas veces infravalorados, y que encontramos en mariscos de concha, frutos secos, semillas, legumbres, verduras de hoja verde o vísceras, entre otros alimentos. Su déficit puede implicar que distintos procesos no se lleven a cabo como deben:

- **Estructural:** el calcio y el fósforo son fundamentales para la rigidez de huesos y dientes.
- **Equilibrio hidroelectrolítico:** el sodio, el potasio y el cloro regulan el equilibrio de agua en nuestro organismo y también participan en la transmisión de impulsos nerviosos.
- **Transporte de oxígeno:** el hierro es el núcleo de la hemoglobina. Sin una cantidad suficiente, la capacidad aeróbica de una persona se ve perjudicada.

Y éstos son sólo algunos ejemplos. Miles de reacciones enzimáticas dependen de los distintos minerales.

Curiosidad

Imagina hasta qué punto el magnesio es esencial para el cuerpo humano en el mantenimiento de la salud y la vida: según algunos autores, participa en más de seiscientas reacciones enzimáticas, incluyendo el metabolismo energético y la síntesis de proteínas.

Fuente: De Baaij, J. H. F., «Magnesium in man: Implications for health and disease».

Nucleótidos

Y finalmente llegamos a los nucleótidos. A menudo olvidados en nutrición, tanto a nivel lectivo como divulgativo, los nucleótidos son las unidades básicas de los ácidos nucleicos y tienen funciones metabólicas muy relevantes.

- **Almacenamiento de información genética:** los nucleótidos se unen para formar cadenas de ADN y ARN.
- **Generación de energía:** el ATP (adenosín trifosfato), al que se suele denominar *moneda energética* de nuestras células por ser la principal fuente de energía química para cualquier proceso celular, es un nucleótido. Pero es importante aclarar aquí que no se puede agregar energía al cuerpo al ingerir ATP a través de los alimentos. Para que éste sea funcional en nuestro organismo, primero se va a descomponer para posteriormente, por distintas vías, ser convertido en esa molécula que sí que las células utilizan como energía.
- **Señalización celular:** los nucleótidos actúan como «segundos mensajeros» que transmiten señales desde el exterior de la célula hacia el interior para desencadenar una respuesta (como, por ejemplo, la acción de una hormona).
- **Coenzimas:** y, finalmente, también forman parte de distintas coenzimas, las moléculas que impulsan la acción de las enzimas, en este caso en áreas como la generación de energía.

4.2. Aclarando el puzle metabólico

Ya hemos puesto sobre la mesa a la mayoría de los protagonistas de nuestro ecosistema metabólico, pero demos algunos ejemplos para entender todo lo anterior con mayor claridad aún y presentar a los miembros que faltan.

Imagina que quieres construir una nueva fibra muscular después de un entrenamiento de fuerza. Para ello necesitaremos:

1. Energía en forma de ATP (un poco más adelante desgranaremos las vías por las que nuestro cuerpo logra generar esta molécula).
2. Materia prima en forma de aminoácidos, que están presentes en las proteínas, como te indicaba anteriormente, y que a su vez están formados por carbono, hidrógeno, oxígeno, nitrógeno y azufre.
3. Mecanismos celulares y genéticos. En este proceso participarán los ribosomas a nivel genético y mensajero, las mitocondrias para generar energía y los sistemas enzimáticos, en este caso con mTOR, regulando el proceso.

Ésos serían los tres pasos principales donde las enzimas y los sistemas enzimáticos son clave. Aclaremos este último aspecto.

Las enzimas son proteínas que regulan las reacciones químicas, normalmente acelerándolas, pero también pueden ralentizarlas o inhibirlas. En el ejemplo que hemos puesto, se cita la mTOR, que es la enzima principal dentro de uno de los que se conocen como *complejos multiproteicos*. Hablamos de un conglomerado de proteínas que trabajan para un fin común. En este caso, ese complejo multiproteico se denomina *mTORC1* y cuando está activado permite el anabolismo, es decir, la generación, crecimiento o proliferación de células.

En nuestro ejemplo, sirve para la síntesis de células musculares. Todo este proceso al completo, desde la descomposición de nutrientes a través de los alimentos hasta la generación de energía, las reacciones químicas intermedias y, finalmente, la creación de fibras musculares, es metabolismo.

¿Complicado? Pues vamos con otro ejemplo mucho más de «andar por casa». El de la lactosa y la lactasa.

La lactasa es una enzima que reconoce de forma específica la lactosa (el azúcar de la leche) y es capaz de romper su enlace químico, separándola en moléculas de glucosa y galactosa. Si mi organismo no tiene lactasa, la lactosa no se rompe, por lo que no se absorbe bien y fermenta en el intestino, lo que causa molestias. Por ello, muchas de las personas que sufren problemas (no graves) con la lactosa lo hacen porque su cuerpo no produce lactasa, la enzima que desencadena esas reacciones químicas necesarias para simplificar las moléculas de su estructura.

Curiosamente, y en contra de lo que muchos creen, cuando compramos un producto sin lactosa, lo normal es que haya sido deslactosado añadiendo la enzima lactasa a la preparación, en vez de eliminar la lactosa existente. De hecho, puedes hacer la prueba tú. Si bebes un poco de leche sin lactosa, notarás que está más dulce que una tradicional. ¿El motivo? Se le ha añadido lactasa, la cual ha roto los enlaces de la lactosa. Así se mantiene el total de carbohidratos, pero en este caso en forma de glucosa y galactosa, las cuales tienen un sabor mucho más dulce, al ser azúcares simples.

Curiosidad

Si crees que la digestión comienza en el estómago, permíteme que te presente a la amilasa salival o ptialina.

Debido a esta proteína la actividad digestiva empieza en la boca, ya que puede romper los enlaces de los carbohidratos. Además, se ha propuesto recientemente que se trata de una sustancia que puede actuar modulando la regulación del apetito, gracias a su influencia en la disponibilidad de glucosa, la señalización hormonal y la secreción de insulina. Estas interacciones sugieren que la ptialina no es sólo una enzima digestiva, sino mucho más que eso.

Fuente: Erta, G., «Salivary amylase activity: A potential modulator of glucose homeostasis, insulin secretion, and appetite regulation».

4.3. ¿Hasta qué punto es relevante el metabolismo?

Con todo lo expuesto hasta ahora, probablemente te hagas una idea de la importancia del metabolismo para la salud. O quizá no del todo...

Te hago una pregunta, para cuya solución te pido que te tomes unos segundos. ¿Qué porcentaje de la actividad total de nuestro organismo crees que depende en mayor o menor medida de cualquier acción metabólica?

¿Lo has pensado? ¿Preparado para la respuesta?

La respuesta es corta y rotunda: el cien por cien.

Aunque es habitual pensar en el metabolismo y divulgar sobre él en el contexto nutricional, las calorías y la pérdida de peso, lo cierto es que no existe ninguna actividad en tu cuerpo que ocurra fuera del metabolismo. Tu cerebro está en constante actividad, tu corazón bombea, tus riñones filtran, tus párpados se mueven de manera inconsciente, algunos de tus órganos sintetizan hormonas y, por supuesto, tu sistema inmune patrulla y lucha contra cualquier amenaza. Todo ello depende de este proceso.

Por esa razón, la ciencia no tiene dudas, las alteraciones metabólicas a menudo conducen a una disfunción celular, que suele traducirse en enfermedad. El metabolismo y la salud están tan estrechamente vinculados que las dolencias asociadas a problemas metabólicos casi nunca se manifiestan solas. Ésta es la idea base de lo que conocemos como *síndrome metabólico*, ese conjunto de alteraciones que suelen aparecer juntas y que indican que el metabolismo está funcionando de forma ineficiente, sobre todo en el manejo de la energía, la inflamación y la sensibilidad a la insulina. Aquí encontramos:

- Resistencia a la insulina
- Glucosa elevada en sangre
- Triglicéridos altos
- Colesterol HDL bajo
- Aumento de grasa abdominal
- Presión arterial alta

Lo normal es que coexistan varias de estas problemáticas e, incluso, todas ellas a la vez, lo que predispone a quien las padece a una gran cantidad de enfermedades, que pueden acabar en muerte en los peores casos.

4.4. Procesos principales del metabolismo

Ya hemos visto el metabolismo desde un punto de vista más o menos general, pero ahora toca introducir los aspectos más concretos, ya que esto nos va a ir acercando hacia su vínculo con la inflamación y el sistema inmune. Destaquemos, pues, en primer lugar, el hecho de que el metabolismo se divide clásicamente en dos grandes procesos.

4.4.1. Catabolismo

De manera simple, podemos decir que el catabolismo es el conjunto de reacciones en las que el cuerpo descompone moléculas grandes en otras más pequeñas para obtener energía y «materiales reutilizables».

Relacionados con los macronutrientes, los tres procesos catabólicos más importantes a nivel energético son:

- **Glucólisis:** en ella se utilizan las moléculas de glucosa (que proceden de los alimentos con hidratos de carbono) para generar energía.
- **Beta-oxidación:** es la degradación de ácidos grasos para obtener energía. Aquí nuestro cuerpo utiliza las reservas que tenemos almacenadas en forma de adipocitos (las células que componen la grasa corporal).
- **Proteólisis:** es la descomposición de proteínas en aminoácidos que posteriormente serán convertidos en energía. Esto es algo que queremos evitar por norma general, ya que el mantenimiento de la masa muscular y los tejidos es vital para nuestra salud. No obstante, en ciertos contextos como los ayunos prolongados o las dietas sin carbohidratos esta vía se puede activar, ya que el cuerpo siempre buscará la supervivencia por encima de todo.

Pero además de lo dicho, hay otros procesos catabólicos relevantes y que no tienen que ver con la energía:

- **Digestión:** es el ejemplo más claro. Cuando comemos, el sistema digestivo rompe macromoléculas, pero no para extraer energía, sino vitaminas, minerales, nucleótidos, aminoácidos...
- **Degradación de la hemoglobina:** es el proceso de reciclaje de nuestra sangre. Los glóbulos rojos sólo viven

entre cien y ciento veinte días. Cuando mueren, el cuerpo debe desmantelarlos con cuidado.

- **Detoxificación de xenobióticos:** cuando hablamos de xenobióticos, aludimos a cualquier sustancia extraña para el organismo, que no forma parte natural de él y que debe metabolizarse o eliminarse. Podemos pensar aquí en el alcohol, los fármacos o los tóxicos ambientales. En este sentido, el hígado, los riñones o la microbiota serán protagonistas de esos procesos catabólicos. Sólo en contextos más graves o complejos, el sistema inmune se activará para hacer frente a estas amenazas.

4.4.2. Anabolismo

En el espectro contrario al anterior encontramos el anabolismo, es decir, la síntesis o generación, en este caso, de moléculas complejas a partir de precursores simples. Ejemplos de ello son:

- **Síntesis de proteínas a partir de aminoácidos:** es el proceso anabólico por excelencia y ocurre en los ribosomas de las células. Es fundamental para ganar masa muscular.
- **Gluconeogénesis:** formación de glucosa a partir de compuestos que no provienen de los azúcares, como pueden ser los aminoácidos o el glicerol (un tipo de molécula grasa).
- **Osteogénesis o creación de tejido óseo:** aquí los encargados son los osteoblastos, las células que construyen hueso a partir de colágeno, calcio y fosfato.

4.5. Energía y metabolismo celular

Si hay una verdad irrefutable es que nada de lo anterior sería posible sin los procesos metabólicos más esenciales, los que ayudan a generar energía. Aquí el rey es el ATP. El adenosín trifosfato es la moneda energética universal. Todos los procesos que ocurren en el cuerpo consumen o generan ATP. Pero no de la misma forma ni a partir de los mismos recursos, y ahí está la clave fundamental. Guárdate a fuego esta idea, porque tiene un nexo brutal con las enfermedades.

El quid no está sólo en estas lides. Las distintas rutas metabólicas de generación de energía dependen de otras moléculas como NADH, NADPH, FADH, acetil-CoA, piruvato o lactato, entre otras. No te alarmes, todo este apartado tendrá un enfoque profundamente divulgativo para que, sin conocimientos previos de bioquímica, comprendas de manera sencilla el impacto de la generación de energía en el metabolismo, el sistema inmunitario y la salud sistémica.

A partir de ahora, cuando hablemos de estas rutas metabólicas, nos vamos a centrar en interiorizar que algunas generan más cantidad de energía que otras y que pueden proceder de fuentes diversas. También veremos que, a nivel inmune, dependiendo de la ruta elegida, lo habitual es que exista un contexto de inflamación o resolución, o incluso que muchas de ellas se lleven a cabo en las mitocondrias, pero algunas suceden fuera.

Dicho esto, y de manera muy resumida, encontramos que la producción de ATP se logra principalmente por estas vías:

- **Glucólisis:** genera dos ATP por cada glucosa utilizada. Este proceso se da en la célula.
- **Fosforilación oxidativa:** es un mecanismo altamente eficiente que puede generar entre veintiséis y veintio-

cho ATP por cada molécula de glucosa. Mejor, ¿no? Pues todo esto pasa en la mitocondria.

- **Ciclo de Krebs:** cuando consumimos carbohidratos, grasas o proteínas, mediante distintas reacciones se transforman en acetil-CoA, la cual se puede ir descomponiendo mientras aporta otras moléculas importantes en otras rutas energéticas. Al igual que la fosforilación oxidativa, esta ruta metabólica es mitocondrial.

En el siguiente capítulo, dedicado al inmunometabolismo, hablaremos un poco más de estas y otras vías metabólicas para entender su vínculo con la respuesta inmunitaria.

Curiosidad

Aunque la mayoría de las personas piensan que el músculo es el mayor consumidor de energía de nuestro cuerpo, lo cierto es que, en reposo, la mayor parte del gasto energético basal proviene de órganos pequeños, pero con un metabolismo muy activo, como el hígado, el cerebro, el corazón o los riñones. Obviamente, si estamos en movimiento, la mayor parte de la energía se la llevará la masa muscular. En ese contexto sí.

Fuente: Wang, Z., «Specific metabolic rates of major organs and tissues across adulthood: evaluation by mechanistic model of resting energy expenditure».

4.6. Regulación hormonal del metabolismo

Pero en el metabolismo también participan otros actores que influyen en su correcto funcionamiento. En este caso existe una relación bidireccional entre hormonas y metabolismo, ya que la síntesis de las primeras depende de que haya sustratos y energía, a la par que éstas impactan directamente en distintos procesos metabólicos, pues actúan como señales químicas. Por ejemplo:

- **Insulina:** promueve el almacenamiento de glucosa y la síntesis de glucógeno, proteínas y grasas.
- **Glucagón:** estimula la liberación de glucosa y la movilización de grasas.
- **Cortisol:** incrementa la disponibilidad de glucosa y aminoácidos en situaciones de estrés.
- **Adrenalina:** moviliza reservas energéticas en respuesta a la activación del sistema nervioso simpático.

Curiosidad

Con la llegada de la menopausia muchas mujeres comienzan a acumular grasa en la región abdominal, algo que no les ocurría en las décadas anteriores de su vida.

Este cambio tiene un origen tanto hormonal como metabólico. Las hormonas sexuales influyen bastante en la distribución de la grasa corporal, y la falta de estrógenos es el factor clave. Y, precisamente, esa disminución de hormonas femeninas también produce efectos a nivel enzimático y metabólico. ¿El resultado? Un cuerpo que en cierta medida se «masculiniza» desde un punto de vista bioquímico y fisiológico. ¿Es posible luchar contra ello? Sí, pero eso ya es harina de otro costal.

Fuente: Lizcano, F., «Estrogen deficiency and the origin of obesity during menopause».

4.7. Otros sensores de la actividad metabólica

También existen en nuestras células «sensores metabólicos»: proteínas o complejos proteicos especializados en detectar el estado energético y nutricional del organismo y ajustar el metabolismo en consecuencia. Funcionan como una especie de IA de control. Leen las señales moleculares relacionadas con el metabolismo, como las que hemos visto en este capítulo (ATP, NAD, oxígeno...), y, a partir de ellas, activan rutas que ahorran energía o que favorecen el crecimiento.

Esencialmente, su misión es mantener el equilibrio entre disponer de recursos para garantizar nuestra supervivencia y no gastar más energía de la necesaria. Como ejemplos de estos sensores tenemos:

- **mTOR:** es el «supervisor anabólico». Cuando hay nutrientes, activa el anabolismo, es decir, la generación y síntesis de proteínas, ribosomas, membranas celulares o mitocondrias. Lo citábamos en el ejemplo de la síntesis de masa muscular.
- **AMPK:** justo en el espectro contrario de mTOR encontramos el «interruptor maestro a nivel metabólico». Cuando falta energía, activa el catabolismo y el ahorro energético. En este sentido, el sedentarismo impacta negativamente en el correcto funcionamiento de este complejo proteico.
- **Sirtuinas:** este tipo de proteínas pueden activar medidas de ahorro y reparación e impactan a nivel mitocondrial.
- **FOXO:** son proteínas que detectan señales vinculadas a la insulina, el estrés oxidativo y la energía, y que pueden desencadenar programas catabólicos orientados a la autofagia o la reparación celular, por ejemplo.

Pero éstos no son, ni mucho menos, los únicos sensores. El listado es mucho más amplio. Nuevamente encontramos aquí un ejemplo de la maravillosa complejidad y capacidad de control en la búsqueda del equilibrio de nuestro organismo.

4.8. Flexibilidad metabólica

Si te interesas por la salud de manera habitual, quizá te hayas topado en redes sociales con este concepto en alguna ocasión. ¿Es interesante? Sí, y mucho.

Cuando hablamos de *flexibilidad metabólica* nos referimos a la capacidad del organismo para cambiar, de forma eficiente y rápida, entre las distintas fuentes de energía (grasas, glucosa, aminoácidos...) según la disponibilidad de nutrientes y las demandas del momento. Y esto es muy importante, tanto a nivel general como inmunitario.

Una persona metabólicamente flexible tiende a utilizar más glucosa cuando come carbohidratos o hace esfuerzos intensos, y pasa a oxidar más grasas cuando está en reposo, hace ayuno o algún tipo de ejercicio moderado. Y su organismo es capaz de fluir entre todos los mecanismos para ello sin problema.

Sin embargo, cuando esta flexibilidad falla y nos encontramos con un metabolismo rígido, el cuerpo comienza a utilizar mal la grasa como combustible, se da una dependencia excesiva de la glucosa, se tiende a acumular más grasa y, en síntesis, se genera un contexto que predispone a la persona a sufrir de síndrome metabólico, obesidad, diabetes tipo 2, etc.

¿Cómo lograr un metabolismo eficiente? El último capítulo del libro lo dedicaremos a ello.

4.9. Factores que modifican el metabolismo

Quiero concluir este capítulo haciendo una pequeña introducción a la multiplicidad de factores que pueden alterar nuestro metabolismo. Pero necesito hacerte un pequeño inciso: no todos los que impactan lo hacen de manera negativa o crónica. Hay estados metabólicos transitorios que son completamente normales, aunque se modifique el equilibrio habitual. El embarazo es fiel reflejo de ello.

También encontramos variables que no podemos controlar, como la edad, la genética o el sexo, como veíamos cuando exponía una curiosidad sobre la menopausia. Y existen otros que pueden generar un estrés positivo en nuestro organismo para provocar alteraciones metabólicas favorables, como la exposición al calor y al frío.

Pero la mayoría de los elementos que desestabilizan (para mal) nuestro aparato metabólico sí que son controlables, al menos en sus fases tempranas. La composición corporal, el desequilibrio hormonal, el tabaco y alcohol, la mala nutrición o la disbiosis de la microbiota generan un impacto negativo en nuestra capacidad de ser eficientes metabólicamente. Y, repito, este hecho es tan relevante que (predisposiciones genéticas fuera), cuando falla, se asocia con una multiplicidad de problemáticas para la salud, como la hipercolesterolemia o hipertrigliceridemia, la diabetes mellitus (tipo 2), la obesidad abdominal, la hipertensión arterial, la glucosa alta en ayunas o la gota, por ejemplo.

Sin embargo, de manera mucho más profunda y silenciosa también se dan alteraciones inmunitarias en todos estos contextos. Esto es lo que vamos a ver en el siguiente capítulo, dedicado al inmunometabolismo. Agárrate, que vienen curvas.

5

Hablemos de inmunometabolismo, el área más infravalorada de la salud

Las células inmunes no sólo necesitan la energía para moverse, sino que deben construir nuevas estructuras celulares de manera rápida ante una alerta inmunitaria, lo que se conoce como *proliferación*, o producir moléculas que les ayuden en esa lucha (citocinas, anticuerpos...). Todo ese ecosistema, tanto en el apartado metabólico como en aspectos de activación, señalización o control, es lo que se estudia en el área del inmunometabolismo.

Y, como es probable que no hayas escuchado hablar de ella, quiero que empieces a conocerla en profundidad a través de su historia, la cual, personalmente, me parece tan curiosa como interesante.

5.1. Historia del inmunometabolismo

Si bien ha sido en los últimos años cuando se ha impulsado esta rama de la ciencia, lo cierto es que los primeros avances en el área del inmunometabolismo, aún sin que los científicos implicados fueran conscientes de ello, se dieron a finales del siglo XIX. En esos años se detectó por primera vez el vínculo entre distintas patologías metabólicas y procesos infecciosos.

Por ejemplo, en 1884 se observó que los pacientes con meningitis tuberculosa, un tipo de infección que inflama las meninges (unas membranas delgadas y protectoras que recubren el cerebro y la médula espinal), presentaban un síndrome diabético transitorio. De hecho, los marcadores de diabetes eran tan altos que los diagnósticos de meningitis a veces se pasaban por alto y dichos pacientes eran tratados sólo por la hiperglucemia (el exceso de glucosa en sangre). Es decir, que en este tipo de infecciones se daba temporalmente una especie de diabetes, basada en una gran resistencia a la acción de la insulina, la hormona encargada de «guardar» la glucosa en las células. Esa circunstancia finalizaba cuando el sistema inmune acababa con el peligro.

Esta idea es muy muy importante porque, como terminaremos entendiendo a lo largo de lo que queda de libro, este hecho se asocia directamente con la inflamación y la «lucha constante» a nivel inmune. No obstante, para comprender con exactitud los mecanismos detrás de ese estado metabólico tuvieron que pasar casi cien años más, ahí es nada.

Antes de ello, a principios y mediados de la primera década del siglo XX, surgieron dos ideas relacionadas con este hecho de forma independiente:

- Que los sujetos obesos tienen resistencia a la insulina y están predispuestos a la diabetes.
- Que la resistencia a la insulina, la intolerancia a la glucosa, la dislipidemia (alteraciones en los parámetros de colesterol, triglicéridos, etc.) y otros problemas metabólicos ocurren de manera exacerbada en el contexto de una infección.

Posteriormente, en la década de los sesenta comenzó a entenderse que los sujetos obesos son a su vez hiperinsulinémicos mientras muestran resistencia a la insulina. Esto quiere decir que no existe una falta de insulina, pero que esta hormona no puede actuar correctamente.

Sin embargo, lo que hoy día podemos ver como lógico basándonos en estas evidencias, y me refiero al vínculo entre inmunidad, metabolismo y problemas como la obesidad y otras enfermedades, se desestimó durante décadas, al no entender el «cómo». Por tanto, aún se necesitaba más investigación.

Por suerte, hubo científicos que no desistieron, y gracias a ellos, en las últimas tres décadas, se han desentrañado muchos de los nexos tanto moleculares como celulares que conectan la inmunidad con el metabolismo. Por ejemplo:

- Las observaciones irrefutables del origen inflamatorio de la obesidad y la diabetes surgieron de estudios a principios de la década de los noventa, primero en ratones y posteriormente en humanos. El tejido adiposo (la grasa) se modificaba hacia un patrón inflamatorio, a través de un aumento de moléculas proinflamatorias.
- A principios de la primera década de este siglo se empezó a generar suficiente evidencia de que, en la obesidad, cientos de mediadores inmunitarios se producen o regulan de forma anormal, lo que contribuye a un estado metabólico alterado (y favorecedor de enfermedades).
- Investigaciones más recientes destacaron que los macrófagos residentes en el tejido adiposo se activaban de manera proinflamatoria debido a estímulos relacionados por los propios ácidos grasos (exceso de grasa), y no por los habituales, como un ataque bacteriano o una astilla incrustada (PAMP y DAMP). Esto quiere decir que la obesidad genera una alarma cons-

tante que puede poner a los macrófagos a «trabajar». ¿Y cómo actúan principalmente estos últimos? A través de la inflamación.

- Y, para acabar, durante la última década se ha acumulado evidencia de que el sistema inmunitario adaptativo también participa en la respuesta inflamatoria a la obesidad. Esto quiere decir que incluso se llegan a activar a las células T, tanto T auxiliares como citotóxicas, en el tejido adiposo (tanto en ratones como en humanos obesos).

Y así llegamos hasta hoy, momento en el que el inmunometabolismo nos deja claro que el exceso de energía y nutrientes y el estrés metabólico resultante pueden desencadenar una metainflamación, es decir, la inflamación crónica vinculada a los desequilibrios en el metabolismo, así como también promover la alteración de la respuesta inmunitaria y su consecuente cascada hasta la llegada de la enfermedad.

Pero esto va mucho más allá de la obesidad. Los desequilibrios inmunometabólicos también pueden provenir de un déficit de energía y nutrientes para el sistema inmune. Además, se retroalimenta de otras descompensaciones, como las causadas en la microbiota, por los tóxicos ambientales o por el inexorable paso de los años.

En este sentido, uno de los focos de alteración de este metabolismo inmunitario se vincula con la energía y su «fabricación», donde nuestras amigas las mitocondrias juegan un papel clave.

Volvamos a hablar brevemente de rutas metabólicas, en este caso en el contexto inmunitario, para así comprender cómo nuestro sistema inmune logra los recursos necesarios para atender las demandas vinculadas a su activación.

5.2. Las rutas principales por las que las células inmunes consiguen energía

Antes de ahondar en las rutas en sí, es vital entender que en una persona sana el sistema inmunitario funciona de manera muy flexible. Sus células no dependen de una sola fuente para obtener energía, sino que combinan varias vías metabólicas y pasan de una a otra según el estímulo, el tipo de amenaza y el estado funcional a nivel inmunitario (reposo, activación, memoria, reparación, etc.).

Veamos, en primer lugar, qué rutas son ésas y, posteriormente, expondré un ejemplo para entenderlo de manera más práctica.

5.2.1. Glucólisis

La glucólisis es la ruta más relevante. Como ya hemos visto, depende de la glucosa que por lo general incorporaremos al cuerpo a través de los hidratos de carbono. A través de ella se consigue obtener energía de manera muy rápida, aunque al mismo tiempo muy ineficiente. Haciendo una analogía con barriles de petróleo, de cada uno procesado a través de esta vía, refinando el combustible, lograríamos dos botellas de gasolina, mientras que en otras rutas más largas podríamos llegar a obtener treinta o incluso treinta y dos.

¿Por qué entonces es útil, siendo tan poco eficiente? Pues porque permite generar poco ATP, pero de manera repetida y rápida. Y es que, en determinados contextos, la velocidad es lo más relevante. Piensa en que, ante cualquier peligro, queremos una reacción rápida, y ésta depende de una vía energética veloz como la de la glucólisis. Por ello la vemos en funcionamiento cuando existen células inmunes activadas, sobre todo en estados proinflamatorios (macrófagos M1, linfocitos T efectores, etc.).

Pero la glucólisis no está exenta de aspectos negativos para nuestra salud, y por ello no debe abusarse de su uso:

- **Acidifica el entorno:** en la producción de energía se genera lactato, el cual, si se acumula, modifica el pH celular. De hecho, en el cáncer, este exceso de lactato y la acidificación impacta muy negativamente en las células sanas vecinas y «apaga» las unidades inmunitarias que intentan atacar al tumor, lo que facilita la invasión.
- **Genera «hambre» constante de las células inmunitarias:** un macrófago activado (M1) de manera continua agota rápido los nutrientes del entorno, y así compite con otras células.
- **Dependencia exclusiva de azúcar:** si tu cuerpo está desbalanceado en favor de la vía glucolítica, tendrá dificultad para acceder a sus reservas de grasa corporal para obtener energía.

En resumen, la glucólisis se asocia con contextos proinflamatorios. Esto no es necesariamente negativo, pero, como ya sabemos, si se cronifican éstos, sí que llegan los problemas.

5.2.2. Fosforilación oxidativa (OXPHOS)

En el espectro contrario al de la glucólisis encontramos a la fosforilación oxidativa, también conocida como OXPHOS. En este caso hablamos de una vía muy eficiente, que depende de la presencia de oxígeno y cuyo proceso se realiza íntegramente dentro de las mitocondrias. Es la ruta dominante de las células inmunes en reposo (linfocitos T no activados o de memoria o macrófagos M2) y se inicia sobre todo en contextos antiinflamatorios y de reparación tisular.

Junto con todo lo anterior, es interesante porque utiliza todos los sustratos energéticos (carbohidratos, grasas y aminoácidos) y genera poco lactato.

Entre sus aspectos negativos están la baja velocidad de fabricación de ATP, la dependencia del oxígeno y de mitocondrias sanas. Además, también genera radicales libres. Aunque lo cierto es que, en personas sanas, esto no es problema alguno, porque nuestro sistema inmune «no tendrá prisa», habrá suficiente oxígeno, las mitocondrias estarán bien y la cantidad de ROS será contrarrestada con facilidad.

Por tanto, estamos ante una ruta lenta pero eficiente, vinculada a las células, moléculas y procesos de resolución y reparación.

5.2.3. Beta-oxidación de ácidos grasos

En este caso, hablamos de una vía en la que en nuestras mitocondrias se va a descomponer la grasa (en forma de ácidos grasos) para producir distintas sustancias que permitirán obtener una gran cantidad de energía a través de otras rutas como OXPHOS o el ciclo de Krebs, superando los cien ATP.

Es importante para nuestras células inmunes con una vida más larga, y la encontramos activada en contextos antiinflamatorios. Además, evita la dependencia de la glucosa y permite utilizar todas esas reservas de grasa de una manera limpia (no genera casi lactato).

Entre sus desventajas encontramos las mismas que en el caso de OXPHOS, a lo que podemos añadir que funciona mal en ausencia de carnitina (un aminoácido) y de cofactores enzimáticos como NAD+ y FAD.

5.2.4. Glutaminólisis

Como su nombre indica, aquí hablamos de una ruta dependiente de la glutamina, que es el aminoácido más abundante en los músculos y la sangre.

Ésta es una vía que cumple un rol tanto proinflamatorio como antiinflamatorio. De hecho, es fundamental para los linfocitos T y B activados, pero también puede vincularse a la antiinflamación, en este caso, por impactar en los macrófagos de tipo M2 (prorresolución).

Por ejemplo, cuando un linfocito T reconoce un antígeno (virus, bacteria, célula tumoral...), pasa de estar en reposo a un estado muy activo, y aquí necesitará dividirse rápidamente, producir proteínas o generar distintas sustancias. En este contexto dependerá de la glucólisis y la glutaminólisis. Y aquí hay un aprendizaje importante. Las células no captan sólo la energía de un proceso externo, sino que también participan de la activación de esa ruta metabólica.

Pese a ser tan relevante, la glutaminólisis es compleja a nivel de regulación interna y además se vincula con un mayor riesgo de proliferación descontrolada de células. De hecho, en contextos patológicos (por ejemplo, células tumorales), encontramos glutaminólisis hiperactivada.

Además de ello, hay una lógica dependencia de la glutamina. Pero es extremadamente raro que le falte a una persona sana, con una dieta equilibrada y que lleva una vida tranquila, por lo que ésta no suele ser un problema.

5.2.5. Vía de las pentosas fosfato (PPP)

La última de las rutas metabólicas principales del sistema inmune tiene ese nombre tan extraño: vía de las pentosas fosfato. Se denomina así porque a nivel químico en ella participan pentosas fosfato, es decir, un azúcar de cinco carbonos (pentosa) al que se le añade un grupo fosfato (un átomo de fósforo unido a varios oxígenos, con carga negativa).

Jerga bioquímica de primer nivel.

En nuestro caso nos interesa saber que esta vía es alternativa a la glucólisis y tiene dos fines principales: primero, generar sustancias para que el sistema inmune pueda construir y proteger tejidos, y, segundo, sintetizar ADN y ARN, vitales también para esos procesos.

En este caso no hablamos de una ruta pensada para producir ATP, sino para proteger a la célula del estrés oxidativo. Podríamos decir que está a caballo entre la inflamación y la resolución, porque participa en procesos tanto proinflamatorios como antiinflamatorios o reparadores.

5.2.6. Otras vías de consecución de energía

Además de esas vías, existen otras que simplemente vamos a listar, porque para lo que nos ocupa en el libro, con las anteriores nos podemos hacer una idea de cómo interactúan las células inmunes con las vías metabólicas. Esas otras rutas son:

- **Ciclo de Krebs:** muy relevante para que pueda ejecutarse de manera correcta la fosforilación oxidativa.
- **Beta-oxidación peroxisomal:** oxidación inicial de ácidos grasos muy largos que no pueden entrar directamente a la mitocondria.
- **Utilización de cuerpos cetónicos:** los cuerpos cetónicos son moléculas que el hígado produce a partir de ácidos grasos cuando falta glucosa o ésta se usa poco.

Actúan como un combustible alternativo para las células inmunes y muchos tejidos, incluido el cerebro.
- **Metabolismo del lactato:** hemos puesto a parir al lactato en las páginas anteriores por su capacidad de acidificar el organismo, pero también se puede usar como combustible.
- **Metabolismo de otros aminoácidos:** hemos visto la glutaminólisis, pero también se utilizan la glicina, arginina o alanina a nivel inmune.
- **Autofagia:** en casos críticos, la célula tiene la capacidad de degradar partes de sí misma para generar aminoácidos, ácidos grasos y metabolitos. Por ejemplo, durante las infecciones crónicas.
- **Glucogenólisis:** algunas células inmunes almacenan glucógeno (conglomerados de moléculas de glucosa) que puede descomponer y utilizar para activar otras vías, como la glucólisis o la vía de las pentosas fosfato.

En resumen, todo lo anterior debe servirnos principalmente para entender que nuestro sistema inmune depende metabólicamente de vías tanto proinflamatorias como antiinflamatorias, y así debe ser. La clave reside en el equilibrio.

Los distintos tipos de células inmunes pueden hacer uso de una o varias de esas vías, dependiendo del contexto en el que se encuentre el organismo, pero, importante, en muchos casos participa activamente de la puesta en marcha de esas rutas metabólicas, más que sólo hacer uso de la energía u otras moléculas generadas.

Asimismo, hemos visto como cada una de ellas tiene efectos positivos, pero también, en situaciones de desequilibrio, puede ser un foco de exceso de radicales libres o lactato, o de dependencia de ciertos sustratos energéticos. En esa línea, hemos podido entender también que, en situaciones normales, las vías orientadas a la inflamación y lucha dependen de la glucosa, mientras que las de resolución o antiinflamación precisan de los ácidos grasos u otras moléculas de generación más lenta.

Con todo ese conocimiento atesorado, paso a poner un ejemplo para terminar de integrarlo en nuestra mente.

5.3. El individuo flexible inmunometabólicamente

Mercedes, una arquitecta con una vida bastante activa, entra en su casa tras una jornada laboral exigente y una buena sesión de entrenamiento funcional. Se prepara la cena mientras que, en su interior, su sistema inmune está en reposo para economizar la energía. Por ejemplo, sus linfocitos T, aún en su etapa *naive* ('sin activar'), están utilizando principalmente la beta-oxidación de ácidos grasos dentro de las mitocondrias, porque ésta es una ruta más lenta que genera mucho ATP por molécula, a la par que menos cantidad de subproductos dañinos para el organismo.

Pero en un descuido Mercedes se hace un pequeño corte en un dedo, lo que propicia en su cuerpo una liberación de señales que alertan de daño celular. Con ello, su sistema inmune pasa a la acción, necesita proliferar, sintetizar proteínas y generar otro tipo de moléculas defensivas. En ese contexto se activa la glucólisis, ya que es la vía más rápida para generar energía inmediata que permita acometer la respuesta inflamatoria.

Por suerte, el corte era pequeño y la amenaza inmunitaria se contiene de manera sencilla. Por ello, con la retirada del estímulo de daño y el inicio de los procesos de reparación, las señales proinflamatorias comienzan a descender. Se abandona la glucólisis acelerada y se vuelven a priorizar rutas más eficientes, como la beta-oxidación y la fosforilación oxidativa.

En las horas posteriores, el tejido lesionado se regenera, el equilibrio metabólico se restablece y, de manera silenciosa, Mercedes continúa con su vida sin ser consciente de que, en cuestión de minutos, su sistema inmunitario activó, ejecutó y resolvió una respuesta coordinada diseñada para protegerla.

Pero... ¿qué pasaría si Mercedes se hubiera expuesto a un problema más grave y que requiriera de la activación del sistema inmune tanto innato como adaptativo, cuya resolución se extiende a lo largo de varios días? Pues en ese contexto se combinarían distintas rutas metabólicas. La realidad es que la glucólisis y la fosforilación oxidativa nunca se «apagan» totalmente. Coexisten.

Nuestro sistema inmune no es A o B, blanco o negro. Siempre que se activa la inflamación, también lo hace la resolución, aunque con pesos diferentes.

En ese contexto, un macrófago proinflamatorio (M1) usará la glucólisis de manera intensa mientras que el macrófago reparador (M2) estará utilizando más fosforilación oxidativa y beta-oxidación. Pero aun así, ambos hacen un uso, aunque pequeño, del resto de las rutas disponibles como la glutaminólisis, el ciclo de Krebs, la vía de las pentosas fosfato... ¿La clave? No existe una única vía que cubra todas las demandas.

La inmunidad activa no sólo necesita ATP, sino también nucleótidos para dividirse, lípidos para membranas, moléculas para modular la inflamación y la generación de antioxidantes, citocinas o anticuerpos. Y en esos procesos paralelos, varias son las rutas que deben estar activas.

5.4. Alteraciones del metabolismo energético inmune y sus perniciosas consecuencias

¿Para qué nos sirve todo esto que te estoy contando? Pues para poner sobre la mesa la importancia de cuidar el equilibrio inmunometabólico. Y es que creo firmemente, y es posible que sea la idea más innovadora y relevante de este libro, que el común denominador de casi todas las enfermedades que nos aquejan en la actualidad es la confluencia de un desequilibrio inmunometabólico y un exceso de inflamación. Y es que ambos se retroalimentan. De hecho, la incapacidad de resolver los procesos inflamatorios y su cronicidad depende en gran medida de ello.

Esa idea es la guinda del pastel de *No lo llames inflamación*. La abordaremos en profundidad el capítulo 7, donde, haciendo acopio de todo lo aprendido, intentaremos dar explicación a la mayoría de los problemas que impactan en millones de personas a lo largo del planeta (autoinmunidad, enfermedades cardiovasculares, cáncer...). Sin embargo, antes tengo que presentarte al actor secundario o de reparto (siempre fundamental) del ecosistema inmunitario y que hemos mencionado en más de una ocasión: la microbiota.

6

El maravilloso ecosistema microbiano de nuestro cuerpo: la microbiota

Por múltiples razones me fascina la microbiota.

Lejos de la idea de muchas personas que aún vinculan de manera indisoluble a los microorganismos (como los virus o las bacterias) con las enfermedades, lo cierto es que todos los seres humanos estamos absolutamente colonizados por una gran cantidad de ellos, y éstos, además, juegan un papel importante en nuestra salud. Los tenemos por todas partes. En la piel, boca, genitales, aparato digestivo, pulmones... Y, la ciencia no deja lugar a las dudas, la microbiota es esencial en la supervivencia del ser humano. De hecho, cada año se identifican nuevas formas en ella que nos ayudan a subsistir.

Pero, además de esto, me encanta este ecosistema microbiano porque es fiel reflejo de uno de los aspectos fundamentales que hemos ido abordando a largo del libro: en el equilibrio está la clave.

Hablar en profundidad de la microbiota nos daría para otro libro (o varios), pero en este caso vamos a sintetizar la información más relevante al respecto en este capítulo. Nos centraremos principalmente en su vínculo con el sistema inmunitario y su correcto funcionamiento. No obstante, para entender este hecho en la magnitud que merece, debemos interiorizar primero los aspectos fundamentales de estos «bichitos» que conviven en armonía con nosotros. Para ello, comencemos definiendo dos de los conceptos principales que utilizamos en la divulgación en esta área: microbiota y microbioma.

6.1. ¿Qué son la microbiota y el microbioma?

Lo primero que hay que destacar es que, aunque a menudo se usan como sinónimos, científicamente no son lo mismo. La *microbiota* es el conjunto de microorganismos vivos (bacterias, virus, hongos o arqueas) que habitan en un entorno específico de nuestro cuerpo (como el intestino, la piel o la boca), mientras que el *microbioma* es un concepto más amplio que incluye la microbiota, pero también su material genético, sus productos metabólicos (las sustancias que fabrica cuando se alimenta) y las condiciones ambientales en las que vive. Es decir, que por un lado tenemos a los organismos (microbiota) y por otro todo lo que los rodea (microbioma), tanto interna como externamente.

A nivel individual existe una gran variabilidad. No hay una microbiota o un microbioma estándar. Su composición y diversidad se ven influenciadas por factores genéticos, dietéticos o ambientales, y también por las condiciones de cada nicho en el que viven (intestino, piel, vagina, cavidad oral, etc.). Cada uno de ellos presenta perfiles microbianos únicos adaptados a sus características, como te explicaré en breve.

Pero sobre este entramado microbiano sobresale una idea fundamental: su desequilibrio (o disbiosis, en un vocablo más técnico) se asocia con una multitud de enfermedades gastrointestinales, metabólicas, autoinmunes e incluso neuropsiquiátricas. Y ahí reside el conocimiento que queremos extraer.

Para entender por qué esto es así, vamos a seguir indagando en este maravilloso mundo microbiano. Hablemos, pues, de sus funciones en nuestra salud.

6.2. Funciones principales de la microbiota

A muchos, por desconocimiento, la microbiota les parece más una moda que otra cosa. Y los entiendo. De unos años para acá hemos recibido una gran cantidad de información sobre ella, como si de un nuevo remedio mágico para la salud se tratara. Sin embargo, si bien el término *microbioma* (y por extensión el de *microbiota*) se popularizó en el año 2001, tras su uso por parte del premio Nobel de Medicina de 1958 Joshua Lederberg, lo cierto es que el estudio de ese «conjunto de microorganismos que viven de forma estable en un organismo huésped, especialmente en humanos» se remonta a muchas décadas antes.

Por suerte, los avances tecnológicos en los métodos de secuenciación masiva, el lanzamiento del Human Microbiome Project (2007) o el impulso de nuevas áreas de conocimiento como la metagenómica (que estudia en conjunto el material genético de todos los microorganismos de una muestra) o la metabolómica (el análisis de las sustancias generadas por un organismo) han aportado un gran conocimiento sobre el papel de los microorganismos en nuestra salud.

Veamos algunas de sus funciones más importantes:

- **Fermentación de carbohidratos no digeribles por nuestro aparato digestivo:** proceso a través del cual nuestra microbiota genera ácidos grasos de cadena corta: acetato, propionato y butirato. Éstas son sustancias muy importantes para la salud digestiva y general.

- **Síntesis de vitaminas:** en concreto se encarga de las del complejo B y K.
- **Transformación de compuestos dietéticos en metabolitos bioactivos:** por ejemplo, a partir de una sustancia presente en la granada o las nueces, los elagitaninos, generan otra denominada *urolitina A* que puede mejorar la salud de las mitocondrias.
- **Participación indirecta en el gasto calórico y el almacenamiento de grasa:** éste es el motivo por el que se estudia con interés en el entorno de la obesidad.

Y en lo referente a nuestra capacidad inmunitaria, la microbiota se implica en los siguientes procesos:

- **Desarrollo y maduración del sistema inmune:** durante los primeros años de vida, la exposición a una microbiota diversa es esencial para educar al sistema inmunitario y ayudarlo a distinguir entre lo propio y lo extraño. Además, también participa en el «entrenamiento» de distintas células inmunitarias a través de sus metabolitos.
- **Modulación de la inflamación y protección frente a patógenos:** muchas especies producen sustancias antimicrobianas, regulan el pH local (como en el caso de la vagina) y modulan respuestas inflamatorias tanto locales como sistémicas.
- **Producción de metabolitos bioactivos a nivel inmunitario:** además de los citados ácidos grasos de cadena corta, participan en la síntesis de otras sustancias que actúan como moléculas señalizadoras que, a su vez, influyen en la diferenciación de células T regula-

doras, el mantenimiento de la barrera intestinal o la resolución de la inflamación.

Sin embargo, los mismos procesos por los que la microbiota genera compuestos que son necesarios para nuestra salud también pueden dar lugar a moléculas potencialmente nocivas, como la trimetilamina Nóxido (TMAO) o el propionato de imidazol, que están implicados en el riesgo cardiovascular, o el amoniaco, que se produce al fermentar proteínas y aminoácidos que no hemos absorbido correctamente y que en exceso es altamente tóxico.

En un contexto de salud, esto formará parte del ciclo natural, ya que contaremos con los mecanismos adecuados para que esas moléculas puedan ser eliminadas. Los problemas llegan, como casi siempre, cuando hay un desequilibrio en cualquiera de los momentos clave o protagonistas de esos ciclos: falta o exceso de microorganismos, mala absorción de nutrientes, pobre capacidad de detoxificación...

Pero, a pesar de que hasta este momento te he hablado de la microbiota, en singular, lo cierto es que tenemos distintas microbiotas a lo largo del cuerpo... Te lo cuento.

Curiosidad

La serotonina es un neurotransmisor ampliamente conocido por su papel en el estado de ánimo y las funciones nerviosas.

Por ello, el hecho de que más del 80 por ciento (dato que podría situarse en torno al 90 por ciento) de la cantidad total de ésta se produzca en el tracto gastrointestinal es algo que llama la atención. Sin embargo, hay que matizar que esta serotonina no actúa directamente sobre el cerebro, aunque sí que puede influir en el sistema nervioso entérico y el denominado *eje intestino-cerebro*. Donde sí que tiene un impacto importante es a nivel local, en el intestino, ya que regula aspectos como la motilidad o las secreciones en esa área.

Fuente: Dicks, L. M. T., «Gut bacteria and neurotransmitters».

6.3. Nuestras microbiotas, únicas y diversas

Un cazador-recolector en África no vive en las mismas condiciones que un pescador de cangrejo real en Alaska o que cualquier ciudadano en La Paz (Bolivia), la capital del mundo con mayor altitud. Cada ecosistema marca el tipo de alimentación, la cantidad de oxígeno disponible, el calor, las temperaturas medias o extremas a lo largo del año, etc.

Lo mismo ocurre con las distintas zonas del cuerpo en las que se concentran los microorganismos. Cada una cuenta con distintos tipos y cantidades de ellos y varía en humedad, pH, nutrientes... Este aspecto es muy relevante, ya que marca en gran medida su impacto en nuestra propia salud. Por ello, de manera breve, te quiero contar cuáles son las características principales de cada una de estas microbiotas, ya que estoy seguro de que te van a interesar y sorprender al mismo tiempo.

6.3.1. Microbiota de la piel, dermobiota o microbiota cutánea

Empecemos hablando de la piel... otra vez.

Como indicábamos en el capítulo 1, la piel es el órgano más extenso del cuerpo y forma una barrera física, química e inmunitaria que participa en la defensa innata. En este terreno, la microbiota juega un papel esencial e incluye bacterias, hongos, virus y parásitos, que coexisten con nosotros en equilibrio.

La microbiota cutánea sobresale por sobrevivir en un ecosistema hostil: seco, ácido y escaso en nutrientes. Además, el impacto del contacto constante con el exterior hace que la variabilidad microbiana sea muy alta.

No obstante, todas las zonas de nuestra piel no son iguales, y por ello se distinguen tres grupos derivados de sus características: zonas sebáceas (cara o espalda), zonas húmedas (axilas o ingles, por ejemplo) y zonas secas (antebrazos). Cada una de ellas difiere en humedad, nutrientes, diversidad de microorganismos...

Otro aspecto importante es que nuestra dermobiota varía a lo largo de la vida, influenciada por la edad y las hormonas, y se ve impactada por factores como el estrés, la dieta, la higiene o los antibióticos. Tanto es así que todos estos factores pueden desestabilizarla y esta disbiosis se ha vinculado con problemáticas como el acné, la dermatitis, la psoriasis y otras enfermedades.

6.3.2. Microbiota oral

La cavidad oral alberga más de setecientas setenta especies bacterianas pertenecientes a diversos filos y una gran diversidad de hongos, además de arqueas y virus. En este punto, la lengua, la encía y la placa dental constituyen microambientes con comunidades muy distintas.

Probablemente el aspecto más relevante acerca de la microbiota oral es que un equilibrio adecuado de ésta protege frente a caries y periodontitis (una enfermedad inflamatoria crónica de origen infeccioso que destruye los tejidos de soporte del diente), pero su desequilibrio y la aparición de problemas como la gingivitis o la citada periodontitis, lejos de impactar sólo en las encías y dientes, se asocian, cada vez con mayor fuerza, a enfermedades sistémicas como la aterosclerosis, los trastornos autoinmunes, los tumores, la diabetes o diversas enfermedades neurodegenerativas. Ésta es una de las muestras más patentes de la relación entre microbiota e inmunidad.

6.3.3. Microbiota vaginal

Mucho antes de que se hablara de microbiota, en 1892, el ginecólogo alemán Albert Döderlein describió la presencia dominante de bacilos grampositivos (un tipo de bacterias), productores de ácido láctico en la vagina de mujeres sanas, como un aspecto esencial para su salud.

Y no se equivocaba. Sus hallazgos fueron refrendados con el paso de los años. De hecho, en condiciones normales, la vagina está dominada por lactobacilos que producen ácido láctico y mantienen un pH ácido (menor o igual a 4,5), lo que dificulta el crecimiento de patógenos. Es probable que ésa sea su característica fundamental. No obstante, además de producir ácido láctico, los lactobacilos generan peróxido de hidrógeno y bacteriocinas, dos sustancias que refuerzan la inmunidad local.

A nivel general, la composición de la microbiota vaginal varía con la edad, las hormonas, el uso de anticonceptivos y la actividad sexual. Factores como el estrés, la higiene excesiva o los antibióticos pueden originar su disbiosis, la cual está asociada a vaginosis, candidiasis y mayor susceptibilidad a infecciones sexuales.

6.3.4. Microbiota intestinal

Y finalmente llegamos a la microbiota intestinal, la más abundante y diversa en cuanto a microorganismos y también la más estudiada. En ella podemos observar que el intestino delgado tiene una baja actividad microbiana (salvo en patologías como el SIBO), mientras que el intestino grueso o colon aglutina más del 90 por ciento de la masa microbiana intestinal. Si bien predominan las bacterias, también encontramos amplia cantidad de arqueas, virus y hongos.

En lo referente a nuestro sistema inmune, su relación con la microbiota intestinal es tan estrecha que los científicos a menudo la describen como un «entrenamiento constante», algo lógico atendiendo al hecho de que entre el 70 y el 80 por ciento de nuestras células inmunitarias residen en el tejido linfoide asociado al intestino (GALT).

Profundizaremos en ello a continuación, pero permíteme indicar para cerrar este epígrafe que existen otras microbiotas, como la respiratoria, la conjuntival (ojos) o la gástrica (que no forma parte de la intestinal). Por su impacto en la salud, la cantidad de microorganismos o su variabilidad, son menos estudiadas. Pero si algo dejan patente los estudios científicos es que, como en el resto de los casos, su equilibrio será fundamental para la salud. Y, como decía al inicio, podríamos ahondar mucho más en todas ellas, pero para las respuestas que buscamos en este libro nos es más eficiente centrarnos en entender sus aspectos básicos y, sobre todo, su influencia inmunitaria.

6.4. Relación de la microbiota con el sistema inmune

La comunicación entre el microbioma y el sistema inmunitario es bidireccional: mientras que las defensas modulan la composición microbiana, la microbiota educa y regula las defensas.

En este sentido, el intestino contiene el mayor órgano inmunitario del cuerpo, a la par que la cantidad más importante de microorganismos, los cuales a su vez impactan en la integridad de su barrera física, lo que conocemos como *epitelio intestinal*. Todos se retroalimentan, tanto para bien como para mal. Veamos, pues, a nivel específico, qué funciones cumple la microbiota en la actividad inmunitaria.

6.4.1. Educar al sistema inmune y mantener la tolerancia

La relación entre inmunidad y microbiota comienza desde que llegamos a este mundo, o incluso en el desarrollo fetal según algunas teorías. En los primeros años de vida, el contacto con una microbiota diversa promueve, entre otros aspectos, la maduración de linfocitos y la expansión de células T reguladoras. Esto favorece la tolerancia a antígenos alimentarios y a microorganismos comensales. Este hecho es el que modula, por ejemplo, la introducción de alimentos en los bebés. Existen ejemplos, como el estudio LEAP, que demostró que comer alimentos con cacahuete de manera temprana y regular reduce el riesgo de alergia a este alimento en más del 80 por ciento, en comparación con evitarlo.

Todo lo dicho se vincula, especialmente, al GALT, uno

de los órganos linfoides secundarios que analizamos en el capítulo 1. Este tejido está en constante contacto con la microbiota y necesita señales producidas por ésta para poder madurar de manera correcta. Este proceso enseña al sistema inmune a tolerar los microorganismos «buenos» mientras mantiene la capacidad de respuesta ante patógenos. Y teniendo en cuenta que más del 70 por ciento de las células inmunitarias residen en este tejido..., podrás entender la importancia capital de que esté en perfecto funcionamiento.

En resumen, la microbiota, a través de distintas sustancias, ayuda a que las células inmunitarias se desarrollen según lo previsto, a la par que sintetizan otras que propician cascadas de citocinas que mantienen la homeostasis inmunitaria.

Además de ello, existen otros puntos relevantes en esta relación «inmunomicrobiana»:

- Los ácidos grasos de cadena corta que ya te he citado, en especial el butirato, son la principal fuente de energía para los colonocitos (las células del colon). Sin butirato, estas células se mueren de hambre, la barrera se debilita y se vuelve permeable en exceso.
- Asimismo, a nivel genético, estos ácidos grasos también pueden inhibir las histonas, esas enzimas que vimos que pueden bloquear o desbloquear el acceso al contenido del ADN celular.
- Y, además, la microbiota mantiene una estimulación constante de receptores de reconocimiento de patrones (PRR), como los receptores tipo Toll. Esta «educación» evita respuestas exageradas frente a bacterias y refuerza la producción de moco, péptidos antimicrobianos y la unión estrecha entre células epiteliales.

Curiosidad

La ausencia de exposición al microbioma materno en los partos por cesárea se relaciona, entre otros aspectos, con alergias y trastornos autoinmunes.

Esto ha llevado a los científicos a valorar la idoneidad del *vaginal seeding* o 'siembra vaginal', un procedimiento que consiste en exponer a los recién nacidos por cesárea a los fluidos vaginales de la madre (mediante una gasa en boca, nariz y piel) para transferirles la microbiota bacteriana que habrían recibido naturalmente al atravesar el canal de parto.

Los estudios parecen indicar que la siembra vaginal puede asemejar parcialmente la colonización microbiana en bebés nacidos por cesárea a la que se da en los que lo han hecho de manera natural. Sin embargo, el conocimiento del impacto de esta intervención en enfermedades asociadas a cesáreas es muy limitado aún. Hay optimismo en cuanto a esta herramienta, pero se necesita evidencia científica más sólida para convertirla en un estándar en el sector de la salud.

Fuente: LaPoint, P., «Can vaginal seeding at birth improve health outcomes of cesarean section-delivered infants? A scoping review».

6.5. Relación de la microbiota con el inmunometabolismo

El inmunometabolismo, como hemos visto, explora cómo el metabolismo de los nutrientes regula la función inmunitaria y viceversa. En este ámbito, el microbioma, es decir, la microbiota y todo su entorno, incluidos los metabolitos que genera, se ha revelado como un actor clave de este eje por dos razones principales:

- Genera sustancias que reprograman el metabolismo de las células inmunes, es decir, de qué sustratos energéticos o rutas logran su energía.
- También participa a nivel general en la modulación de la disponibilidad de los sustratos energéticos (lípidos, carbohidratos, proteínas) y las hormonas que influyen en las vías energéticas, como la glucólisis o la fosforilación oxidativa.

Y nuevamente aquí salen a la palestra los famosos ácidos grasos de cadena corta. Cuando nuestra microbiota fermenta fibras dietéticas, sintetiza este tipo de sustancias, las cuales actúan como verdaderas señales inmunometabólicas, ya que impactan en la diferenciación de linfocitos T reguladores frente a linfocitos proinflamatorios (Th1/Th17) o en el paso de macrófagos hacia un fenotipo antiinflamatorio (M2), frente a uno proinflamatorio (M1).

Además, otros metabolitos microbianos, como los derivados del triptófano, los ácidos biliares secundarios o las poliaminas, todos ellos generados por nuestra microbiota, influyen de manera directa en las distintas vías energéticas.

Por si fuera poco, el microbioma impacta en la digestión, la absorción y la transformación de nutrientes o la disponibilidad sistémica de glucosa, ácidos grasos, aminoácidos y cuerpos cetónicos. Esto tiene un papel fundamental en la determinación de los combustibles energéticos que están accesibles para las células inmunes en cada contexto, ya sea inflamatorio o prorresolución.

Para hacer un símil sencillo, es como si tuviésemos a un dietista que nos indica qué debemos comer, pero, además, controla los alimentos disponibles en nuestra nevera y despensa, con lo cual sólo tendremos acceso a lo que él quiera.

Con todo ello, nuestra microbiota tiene un papel significativo a la hora de modular la intensidad, duración y calidad de la respuesta inmunológica. Casi nada...

6.5.1. Disbiosis y enfermedad

Cuando se da una disrupción de estos mecanismos inmunometabólicos de los que estamos hablando, se configura un contexto que es factor de riesgo de múltiples patologías. Y si bien será en el próximo capítulo donde ahondemos en la relación entre las enfermedades, la inflamación y el inmunometabolismo, permíteme exponerte de manera breve aquéllas en las que la microbiota, cuando se encuentra en un estado de disbiosis o desequilibrio, está directamente vinculada:

- **Enfermedades gastrointestinales:** entre ellas están la enfermedad inflamatoria intestinal, enfermedad de Crohn, colitis ulcerosa, síndrome del intestino irritable, cáncer colorrectal, SIBO (sobrecrecimiento bacteriano del intestino delgado y todas sus variantes) o enfermedad celiaca.
- **Enfermedades metabólicas mediadas por una inflamación sistémica:** aquí se incluirían obesidad, diabetes tipo 2 o hígado graso no alcohólico, por ejemplo.
- **Enfermedades autoinmunes:** artritis reumatoide, esclerosis múltiple, diabetes tipo 1, lupus o hipotiroidismo de Hashimoto son las más prevalentes.
- **Enfermedades neurológicas y psiquiátricas:** depresión y ansiedad, enfermedad de Parkinson, de Alzheimer o los trastornos del espectro autista están entre ellas.
- **Enfermedades dermatológicas:** acné vulgar, dermatitis atópica, psoriasis o rosácea son los ejemplos más claros.

- **Enfermedades cardiovasculares:** dolencias como la aterosclerosis o la hipertensión arterial también tienen vínculo con nuestros microorganismos.

Permíteme matizar un aspecto muy importante. Este amplio listado «grita» acerca de la importancia del equilibrio de nuestro microbioma, pero no quiere decir que ése sea el punto clave de la aparición de todas ellas. Como estamos pudiendo comprobar a lo largo de este libro, múltiples son los protagonistas del entramado inmunitario en el que nuestros bichitos también tienen parte activa. Sin embargo, el contexto individual marcará los factores desencadenantes de cada patología, si la hubiere.

Con esto quiero decir que una persona puede necesitar con urgencia modificar sus hábitos nutricionales, en otros casos controlar el estrés será el factor más relevante y, en muchos otros (por desgracia) disminuir el porcentaje de grasa corporal puede ser el aspecto central de un abordaje en pro de la salud. Pero no hay un camino válido para todo el mundo.

De esto hablaremos largo y tendido en el último capítulo del libro, donde daremos las claves para lograr un inmunometabolismo flexible y a prueba de PAMP y DAMP. Para cerrar éste, quiero que nos quedemos con la idea de que cuidar de la microbiota también es cuidar indirectamente de nuestro sistema inmunitario y evitar el exceso de inflamación.

7

Inflamación, glucólisis aberrante y enfermedad

Ha llegado el momento. Ahora sí que contamos con el contexto necesario que nos permitirá entender que prácticamente todas enfermedades que aquejan hoy a las sociedades avanzadas se pueden vincular a la inflamación, y sus raíces son mucho más profundas de lo que la mayoría piensa.

Hemos ido transitando a lo largo de los primeros capítulos por el sistema inmunitario, donde una enorme multiplicidad de protagonistas se ha mostrado como relevante: barreras, células, metabolitos, órganos, tejidos... También hemos ahondado en el concepto de inflamación, mostrando su relevancia para nuestra salud mientras poníamos el foco en la necesidad de su equilibrio. Y, en este sentido, me apena ver cómo gran parte de los mensajes que se lanzan en redes sociales y que calan hondo señalan a la inflamación únicamente como un peligro, cuando sin ella no estaríamos aquí ni tú ni yo. Pero ésta, que es la herramienta número uno de nuestra inmunidad, depende de otros actores para su correcto funcionamiento: mitocondrias, microbiota, rutas metabólicas, señalizadores químicos...

En resumen, nuestro sistema inmunitario al completo, la inflamación, las mitocondrias, el metabolismo, el inmunometabolismo y la microbiota (sobre todo la intestinal) forman un conglomerado en el que es necesario que tanto las partes, de manera individual, como todo el sistema en su conjunto actúen en equilibrio.

Desgraciadamente, y como también hemos visto, múltiples son los factores comunes a casi todos los individuos que tienen la capacidad de causar un efecto negativo sobre lo anterior: nutrición, estrés, sedentarismo, químicos ambientales, disruptores circadianos... Todo ello propicia que estemos coexistiendo en una sociedad cargada de enfermedad. Raro es aquel que vive en armonía, sin molestias, sin medicamentos ni visitas frecuentes al médico: obesidad y síndrome metabólico, enfermedades cardiovasculares, diabetes tipo 2, ansiedad, depresión, enfermedades neurodegenerativas... Literalmente cientos de millones de personas sufren algunas o varias de estas problemáticas.

Y aquí llega la que espero sea mi gran aportación a la divulgación y el aprendizaje principal para todos vosotros, mis lectores. En casi todas las enfermedades de las que estamos hablando y que no tienen una base genética en exclusiva, hay dos aspectos que se repiten y a los que no se suele dar relevancia:

- Se da un **exceso de glucólisis a nivel metabólico e inmunometabólico**, es decir, una dependencia de los carbohidratos o azúcares para generar energía.
- Se produce una **reprogramación metabólica en las células inmunitarias** que propicia la cronificación del punto anterior y que además favorece la inflamación de bajo grado. Te explicaré en breve este concepto de reprogramación en mayor profundidad.

Esto significa, aterrizando estas ideas, que en los organismos de las personas afectadas se va a generar un contexto en el que la manera en la que el sistema inmune logra su energía para actuar es poco eficiente y genera muchos residuos dañinos para la salud, a la par que las células implicadas modifican los procesos regulación de su propio ADN para que esto sea así. Todo ello se vincula a la glucosa como fuente de energía principal, a la existencia de resistencia a la acción de la insulina sistémica y a la inflamación como mecanismo de defensa, unida a la incapacidad de resolverla.

Es decir, que hay un desbalance claro en pro de la inflamación. Ahora bien, éste puede estar propiciado por múltiples motivos y también ser causa o consecuencia, dependiendo del tipo de enfermedad de la que hablemos.

Para que lo entendamos en toda su magnitud, en este capítulo te voy a hablar de cinco tipos de afecciones diferentes, pondré el foco en sus causas y desgranaré su relación con esta idea que te estoy exponiendo: la existencia de un exceso aberrante de glucólisis e inflamación. Me refiero a las enfermedades:

- Autoinflamatorias
- Autoinmunes
- Mitocondriales
- No transmisibles
- Inmunometabólicas

No obstante, como te indicaba, antes de ello paso a explicar un poco más en profundidad el concepto de *reprogramación metabólica*, ya que es fundamental en este capítulo.

7.1. Reprogramación metabólica: un «sospechoso habitual»

La reprogramación metabólica es la capacidad de una célula para cambiar cómo obtiene y usa la energía y los nutrientes, con el fin de adaptarse a una nueva función o contexto. Y es una cualidad realmente importante.

En un ambiente de salud y flexibilidad, nuestras células inmunes ajustan qué vías metabólicas priorizan (glucólisis, fosforilación oxidativa, uso de lípidos, aminoácidos, etc.) según lo que necesitan hacer. Como vimos en el capítulo 4, una célula inmune en reposo usa principalmente la fosforilación oxidativa, una ruta limpia y eficiente, pero, cuando se activa para defender o inflamarse, cambia hacia la glucólisis, que le permite generar energía de manera mucho más rápida, aunque con muchos más residuos inflamatorios.

Éste es el funcionamiento normal y necesario para la proliferación de células inmunitarias y la producción de distintas sustancias como las citocinas. Hasta aquí no hay problema alguno. De hecho, cuando la amenaza se resuelve, volvemos a las vías más lentas y eficientes, como la oxidación de ácidos grasos o la mencionada fosforilación oxidativa. Pero ¿qué ocurre cuando esa reprogramación metabólica se detiene o está desbalanceada hacia un tipo más orientado a la inflamación?

Enfermamos. El ejemplo por excelencia lo encontramos en el cáncer. El famoso efecto Warburg explica cómo las células cancerosas eligen en exclusiva la glucólisis como fuente de energía y dejan de utilizar sus mitocondrias. Además, estas células mutadas consumen tanta cantidad de glucosa que privan a las células sanas vecinas y al sistema inmune de su fuente principal de energía en entornos inflamatorios. Con todo ello, debilitan a nuestras células inmunes y crean, además, un ambiente ácido (sobre todo por el exceso de residuos que se genera, en especial de lactato) y hostil. Ése es el contexto perfecto para que el cáncer se siga desarrollando de manera imparable.

Otro ejemplo clarificador lo tenemos en las enfermedades autoinmunes, como la artritis, el lupus o la esclerosis múltiple. En ellas, las células T del sistema inmune necesitan reprogramarse a un estado altamente activo (glucolítico) para luchar, pero se quedan atascadas en este «modo guerra» por error, en ausencia de amenaza: en lugar de volver a una condición de reposo y modificar sus sustratos energéticos hacia vías más limpias, siguen consumiendo azúcar vorazmente y lanzando ataques inflamatorios contra sus propios tejidos (articulaciones, nervios, piel...).

Los anteriores son ejemplos simplificados de contextos cargados de sustancias y señales que favorecen esos cambios metabólicos en favor de la inflamación y en los que suelen prevalecer algunos de estos efectos:

- Falta de oxígeno.
- Exceso de citocinas proinflamatorias.
- Existencia de una gran cantidad de lactato circulante, que es un residuo vinculado a la glucólisis, o de ROS (especies reactivas de oxígeno), un tipo de sustancias que producen las mitocondrias estresadas y que actúan como señales proinflamatorias.
- Hiperfunción de distintas hormonas y sensores, que también participan en esa señalización, como la insulina o mTOR.
- Hiperpermeabilidad del intestino, que deja pasar al torrente sanguíneo sustancias que generan alertas inmunes.
- Disfunción de órganos, como el hígado. Concretamente en contextos como el del hígado graso, éste pierde la capacidad de regular el azúcar y empieza a exportar grasa tóxica a otros órganos.
- Un exceso de grasa corporal, que actúa como una señal incesante de peligro y genera inflamación.

- Y, en muchos de los casos, todas las enfermedades asociadas a estos mecanismos se entrelazarán con disfunciones mitocondriales.

Pero detrás de todo ello, no lo olvidemos, está nuestro estilo de vida. Que los árboles no nos impidan ver el bosque. Esto no ocurre por azar o por genética, salvo en casos muy concretos y que afectan a porcentajes muy pequeños de la población. En la gran mayoría, la manera en la que vivimos propicia el error o la chispa que desencadena el proceso de desequilibrio. Y en ese camino, como acabamos de ver, son principales protagonistas la glucólisis, la reprogramación metabólica y la inflamación.

Profundizando en los tipos de enfermedades que te exponía en el listado previo a este apartado, no nos va a quedar duda de ello. Empecemos hablando de las muy poco conocidas enfermedades autoinflamatorias.

Curiosidad

Los macrófagos son células altamente plásticas y que pueden tener una función proinflamatoria, si se convierten en los del tipo M1, o resolutiva (M2).

En determinados contextos, estas células inmunes pueden «quedarse atrapadas» en un patrón inflamatorio, perdiendo su equilibrio funcional. La obesidad y el síndrome metabólico, la inflamación crónica de bajo grado, la disbiosis intestinal o la exposición mantenida al estrés y el cortisol alterado son frecuentes en estos casos.

Fuente: O'Neill, L. A. J., Kishton, R. J., y Rathmell, J., «A guide to immunometabolism for immunologists».

7.2. Enfermedades autoinflamatorias

Quizá nunca hayas escuchado hablar de las enfermedades autoinflamatorias, ya que hace apenas un cuarto de siglo, en 1999, que fue acuñado el concepto de *autoinflamación* y se les dio entidad propia. Los encargados de ello fueron los doctores Daniel Kastner y John O'Shea, los cuales propusieron que este tipo de afecciones, caracterizadas por episodios recurrentes de inflamación sistémica o localizada debidos a una activación inapropiada del sistema inmunitario, no eran autoinmunes, ya que no había error en la inmunidad adaptativa, ni anticuerpos ni células T específicas, sino que la inflamación derivaba de desórdenes de la inmunidad innata (nuestra primera línea de defensa, primitiva y rápida).

Desde su descubrimiento, las primeras décadas estuvieron marcadas a nivel científico por su focalización en el impacto pediátrico, un hecho que no fue casual: los primeros síndromes descritos, como la fiebre mediterránea familiar, debutaban de forma característica en la infancia, con episodios febriles recurrentes, inflamación sistémica y ausencia de autoanticuerpos o linfocitos T autorreactivos. (De autoanticuerpos y autorreactividad te hablo en el siguiente apartado, el de las enfermedades autoinmunes, en el que quedan claros dichos conceptos.)

Por ello, al inicio la investigación estuvo dominada por el estudio de mutaciones que afectaban directamente a componentes de la inmunidad innata, especialmente en los más jóvenes. Esta visión, sin embargo, generó durante años un sesgo importante: las enfermedades autoinflamatorias se percibieron como patologías minoritarias, hereditarias y en esencia infantiles.

Sin embargo, la actualidad es muy distinta. Cada vez existe más evidencia de su impacto en adultos e, incluso, se han descubierto síndromes exclusivos en edades avanzadas.

Pero... ¿qué desencadena la aparición de este tipo de afecciones? Pues lo cierto es que, en el caso de las enfermedades autoinflamatorias, el impacto genético es muy relevante, aunque variable según su tipología. Por ello se distinguen cuatro grandes grupos:

- **Enfermedades monogénicas de alta penetrancia:** su responsable es un único gen y tienen un carácter muy grave desde el nacimiento. Además, no necesitan «disparadores» externos para activarse. El ejemplo más claro son los CAPS (síndromes periódicos asociados a criopirina). En este caso, la criopirina, que es una proteína sensora del sistema inmune innato, trabaja de manera errónea y ello propicia una inflamación constante con distintas afectaciones en el organismo, como fiebres persistentes, fatigas crónicas, eccemas, cefaleas o conjuntivitis recurrente, entre otros.
- **Enfermedades monogénicas de baja penetrancia:** en ellas nuevamente existe una mutación en un único gen, pero la gran diferencia con las anteriores es que, si bien existe una predisposición a tener la enfermedad, ésta no se expresará sí o sí, como ocurría en el caso anterior. Aquí el estrés, una infección o una mala alimentación pueden desencadenar la activación de esa mutación. Ejemplo de ello es la variante R92Q del gen *TNFRSF1A* vinculado a la enfermedad TRAPS. Ésta es una afección autoinflamatoria que cursa con fiebres de tres semanas y deformidad en distintas partes del cuerpo. No obstante, y es un dato ciertamente revelador, se calcula que del 2 al 5 por ciento de la población blanca a escala mundial tiene esta variante, es

decir, cientos de millones de personas y, sin embargo, la inmensa mayoría de ellas jamás tendrá conocimiento de la existencia de esta problemática.

- **Enfermedades poligénicas:** en las enfermedades poligénicas (o multifactoriales), el paciente no tiene una gran mutación destructiva, sino una acumulación de errores genéticos que, unidos a una carga ambiental negativa, suelen acabar generando problemas de salud. Aquí la gota es un ejemplo, aunque te sorprenda. En esencia es una enfermedad autoinflamatoria. En ella, los cristales de ácido úrico activan el inflamasoma NLRP3, principal desencadenante de sus síntomas. Por tanto, estas dolencias unen tanto los aspectos genéticos como los de estilo de vida, entre los que destaca en este caso la dieta, el consumo de alcohol y la obesidad.
- **Enfermedades somáticas:** descubiertas hace muy poco, hablamos de afecciones vinculadas a una modificación en el ADN celular en vida. Y es que a medida que envejecemos, nuestras células madre (especialmente las de la médula ósea) sufren mutaciones accidentales al dividirse. Si esa mutación cae en un gen inflamatorio, éste generará un contexto en el que se comience a atacar al cuerpo. El denominado *síndrome VEXAS* es el caso más patente. Es un problema que se da casi exclusivamente en hombres mayores de 50 o 60 años que pasan de estar sanos a tener fiebres recurrentes, inflamación de distintos cartílagos (orejas, nariz...), manchas en la piel, coágulos y un tipo de anemia resistente.

Por todo ello, hablamos de una tipología de enfermedades donde la carga genética es importante y siempre está presente, al igual que pasa en autoinmunidad. No obstante, y la ciencia cada vez es más clara en este punto, el estilo de vida juega un papel diferencial en sus posibilidades de aparición.

Personalmente me parece llamativo que hoy día se sigan descubriendo enfermedades nuevas, y el universo de las afecciones autoinflamatorias es el ejemplo más claro. Tanto es así que hasta hace poco la más conocida de esta área era la fiebre mediterránea familiar, que fue la primera en detectarse y es, además, la más prevalente. Sin embargo, el síndrome VEXAS que te acabo de citar se identificó hace apenas unos años, en 2020.

Pero volviendo a la teoría central de este capítulo, ¿encontramos en ellas un desequilibrio a nivel inmunometabólico y una dependencia excesiva de la glucólisis? ¿Son estos procesos relevantes? La respuesta es sí, de forma muy habitual.

Lo normal es encontrar en los pacientes de enfermedades autoinflamatorias un cambio metabólico hacia la glucólisis y una disminución funcional de la fosforilación oxidativa mitocondrial. También una activación crónica del inflamasoma NLRP3, así como una producción elevada de moléculas proinflamatorias, como distintas interleucinas o el factor de necrosis tumoral alfa. De hecho, la molécula más importante en todo este contexto autoinflamatorio es la interleucina 1 (IL-1), específicamente el subtipo beta, que es la citocina más potente en cuanto a su capacidad de provocar fiebre e inflamación aguda.

¿Se acompaña también de una reprogramación metabólica aberrante? Sí, de forma evidente y temprana. De hecho, la reprogramación suele preceder a los síntomas. Muestra de ello es la adopción clara de los macrófagos por su fenotipo inflamatorio (M1).

En resumen, este conglomerado de enfermedades, si bien cuentan con una marcada carga genética, nos presenta el abanico perfecto para entender cómo nuestro contexto vital impacta en la posible aparición de enfermedades. En unos casos (los menos) será inevitable sufrirlas. En la mayoría, podemos haber nacido con posibilidades de padecerlas, pero muy pocas veces se activarán los mecanismos para ello. De hecho, creo que la mejor manera de ejemplificar esto que te digo es a partir de algunos datos que nos arroja la ciencia:

- Hay miles de personas que tienen las mutaciones genéticas de la fiebre mediterránea familiar, pero nunca desarrollan síntomas. De hecho, hay estudios en poblaciones que lo sufren con especial impacto (como en Armenia o Israel), que muestran que parientes con la misma carga hereditaria pueden tener destinos opuestos: uno estar gravemente enfermo y el otro sano.
- Una dieta con un alto consumo de alimentos ultraprocesados, azúcares refinados y bajo contenido en fibra altera la microbiota intestinal y puede generar un exceso de permeabilidad en este órgano. Si esta barrera está dañada, permite el paso de bacterias o toxinas, hecho que es detectado inmediatamente por el inflamasoma NLRP3, el más relevante en las enfermedades autoinflamatorias.
- El estrés libera hormonas, como las catecolaminas, que pueden potenciar la activación de IL-1 (la molécula clave en la autoinflamación). De hecho, una de las afecciones autoinflamatorias, la denominada *síndrome PFAPA*, es común que aparezca en niños justo después de un evento estresante (un viaje, exámenes, cumpleaños...) o tras un estado de fatiga física extrema.
- Y, curiosamente, y es un fenómeno vinculado sobre todo a los adultos, se empieza a recabar evidencia de que un ambiente corporal inflamado favorece que las

> células madre con mutaciones (como las presentes en el síndrome VEXAS) sobrevivan mejor que las células sanas. Es decir, un estilo de vida poco saludable podría crear el «terreno fértil» para que el clon mutado domine y cause la enfermedad.

La parte negativa de todo esto es que cuando una mutación está activa, ya no hay marcha atrás. En esos contextos, un estilo de vida estricto en lo nutricional, mental y físico se convierte en fundamental para la supervivencia de los afectados.

Personalmente, me parece que los descubrimientos relacionados con la autoinflamación, sobre todo los somáticos, destilan un claro vínculo con un contexto vital que cada vez nos predispone más a la enfermedad, en especial a edades avanzadas.

Curiosidad

El denominado *síndrome PFAPA* es la causa más común de fiebre periódica en la infancia.

Lo más curioso es precisamente su recurrencia, ya que suelen darse episodios cada tres a seis semanas, y la aparición de estos procesos febriles más común se da cada veintiocho días exactos.

Ésta es una enfermedad autoinflamatoria de carácter poligénico, algo que se descubrió tras años de infructuosa búsqueda del «gen *PFAPA*».

Fuente: Vanoni, F., Theodoropoulou, K., y Hofer, M., «PFAPA syndrome: a review on treatment and outcome».

7.3. Enfermedades autoinmunes

El espectro de las enfermedades autoinmunes es enorme. Hoy existen entre ochenta y cien enfermedades autoinmunes bien definidas y aceptadas de forma general, pero esa cifra podría ser mayor atendiendo a diversas características. Esos números nos permiten entender que es un universo que, por sí mismo, también daría para escribir un libro bastante extenso.

Por nuestra parte, nos vamos a centrar en los aspectos generales y comunes a ellas, ya que, como podrás comprobar, se alinean perfectamente con todo lo que hemos ido descubriendo en *No lo llames inflamación*.

En primer lugar, hay que indicar que la autoinmunidad es una respuesta biológica anómala en la que el sistema inmunológico (la parte adaptativa) pierde su competencia para distinguir las diferentes señales de daño entre lo propio y lo extraño, y dirige sus mecanismos de defensa contra las células y tejidos sanos del organismo. Este fenómeno surge como consecuencia de la pérdida de tolerancia inmunológica o inmunitaria, un concepto que hace referencia a nuestro sistema de control inmune, el cual evita que los linfocitos T y B reaccionen contra antígenos propios, impide respuestas excesivas o persistentes y limita el daño tisular secundario a la inflamación, entre otros aspectos.

Y aquí está la gran diferencia con las enfermedades autoinflamatorias. La tolerancia inmunitaria explica cómo el organismo evita respuestas patológicas frente a antígenos propios, algo que es específico del sistema inmune adaptativo y excluye, por tanto, a la parte innata, que cuenta con «otros métodos de control». Cuando este mecanismo (compuesto por múltiples «capas») se desregula, el sistema inmunitario comienza a funcionar de manera aberrante hasta llegar a atacar a nuestro propio organismo, en los casos más graves. Para que te hagas una idea de su importancia, el Premio Nobel de Medicina 2025 fue otorgado a Mary E. Brunkon, Fred Ramsdell y Shimon Sakaguchi por sus descubrimientos sobre esta tolerancia inmunológica (periférica), que tiene como protagonistas a las células T reguladoras y el gen *FOXP3*.

En este contexto suelen aparecer dos nuevos protagonistas, los autoanticuerpos y la autorreactividad.

Los autoanticuerpos son sustancias producidas por linfocitos B que reconocen antígenos propios del organismo y potencian la lucha contra ellos. Uno de los más conocidos es la antiperoxidasa tiroidea (anti-TPO), habitual en las analíticas en el entorno de las enfermedades de dicha glándula. En este caso, ese dato analítico expresa la actividad inmune en contra de la enzima tiroperoxidasa, una proteína clave en la síntesis de hormonas tiroideas.

Es decir, que nuestro sistema inmune, cuando está alterado, es capaz de producir esas señales de ataque, pero dirigidas hacia tejidos, órganos o moléculas que forman parte del equilibrio natural de nuestro cuerpo. Siguiendo con el ejemplo, en ningún organismo estable querríamos que se destruyera la enzima tiroperoxidasa, porque sin ella los niveles de hormonas tiroideas son subóptimos.

Esa capacidad de ataque a lo propio por parte del sistema inmune es lo que se conoce como *autorreactividad*. En este sentido, es habitual escuchar hablar de los linfocitos T autorreactivos. Éstos son los que consiguen escapar de «las pruebas de selección» del timo de las que hablamos en el primer capítulo. No obstante, muchas otras células inmunes también pueden volverse autorreactivas (NK, macrófagos, linfocitos B...). Con todo ello, hasta hace escasos años, cada vez que se hablaba de una enfermedad autoinmune se hacía hincapié en su origen idiopático, es decir, desconocido. Sin embargo, hoy sabemos que la mayoría de las estas enfermedades no son tales, sino que tienen un carácter multifactorial, e incluso pueden ser parcialmente explicadas. La existencia de una predisposición genética, la pérdida de tolerancia inmunitaria que te contaba, los desencadenantes ambientales en forma de disbiosis microbiana o distintos factores hormonales y la reprogramación inmunometabólica suelen ser los aspectos fundamentales.

A nivel global, las enfermedades autoinmunes más prevalentes son las siguientes:

- **Artritis reumatoide:** es la más frecuente entre las enfermedades autoinmunes sistémicas. Afecta sobre todo a las articulaciones y en ella destaca la inflamación crónica y la destrucción progresiva de sus tejidos, como cartílagos, ligamentos, tendones...
- **Psoriasis:** se trata de una de las afecciones más prevalentes con afectación dérmica y cuenta con un fuerte componente inflamatorio sistémico.
- **Tiroiditis autoinmune:** no es una, sino un conjunto de enfermedades autoinmunes de entre las cuales destaca la de Hashimoto, que es la causa más común de hipotiroidismo.
- **Diabetes mellitus tipo 1:** en este caso la autoinmunidad es dirigida contra las células beta pancreáticas encargadas de sintetizar la insulina. Por ello, sus afectados son insulinodependientes de por vida.
- **Enfermedad celiaca:** aquí la autoinmunidad es desencadenada por el gluten (presente en cereales como el trigo, la avena o la cebada) en individuos genéticamente predispuestos.
- **Lupus eritematoso sistémico (LES):** es otra de las autoinmunes sistémicas. En función de la zona del cuerpo u órgano afectado, puede cursar con distintos síntomas.

- **Esclerosis múltiple:** ataca al sistema nervioso central y provoca desmielinización, es decir, la pérdida o daño de la vaina de mielina que recubre las neuronas, lo que interrumpe o hace más lenta la conducción del impulso nervioso.

Actualmente, podemos afirmar con base científica que el estilo de vida es un factor clave en la aparición de las enfermedades autoinmunes. No es la causa única, pero sí un modulador determinante del riesgo de aparición, actividad y evolución.

En este sentido, hay algunos aspectos que destacan sobremanera.

- Como hemos indicado, tiene que existir una **predisposición genética**, pero no es determinista como en el caso de otras enfermedades monogénicas que citamos anteriormente.
- El **factor hormonal** es muy relevante. De hecho, se estima que entre el 75 y el 80 por ciento de todos los afectados por este tipo de enfermedades son mujeres. Su sistema inmune es más fuerte, y las hormonas femeninas tienen un gran impacto en la modulación inmunitaria. Pero ésta es un arma de doble filo, ya que también hace que su desequilibrio pueda desencadenarse de manera más sencilla.
- Por otra parte, tenemos a las **infecciones virales y bacterianas**, la **disbiosis de la microbiota** y la alteración de la **permeabilidad intestinal** como habituales disparadores de estas enfermedades.
- Los **factores dietéticos** también suelen estar en la base, entre los que destacan las deficiencias de vitaminas y minerales clave, así como el exceso de ultraprocesados y azúcares y el déficit de fibra. Vinculado a ello hay un as-

pecto muy importante. Como le gusta recalcar a mi querida Sari Arponen, «siempre que haya autoinmunidad se debe descartar la celiaquía, ya que esta enfermedad está infradiagnosticada». En caso de no hacerlo y existir la patología, estaremos fomentando esa inflamación sistémica y la sobreactivación inmunitaria, lo que agravará los síntomas de la enfermedad que se esté cursando.

- La **salud mental** también tiene una relevancia capital en el espectro de la autoinmunidad. Por ejemplo, el estrés crónico es factor de riesgo habitual.
- Y, por último, podemos destacar a los **disruptores endocrinos**, esos químicos que nos afectan a nivel hormonal, y **otros tóxicos** (como el tabaco o la contaminación ambiental) como «sospechosos habituales» en el entorno de las enfermedades autoinmunes.

Además de lo dicho, hay un aspecto llamativo y que me parece interesante poner de relieve. Un porcentaje sustancial de los pacientes con autoinmunidad suelen tener poliautoinmunidad, es decir, que desarrollan al menos una segunda patología autoinmune a lo largo de su vida. Desde mi punto de vista, es un dato que identifica ese carácter de desregulación sistémica del organismo.

7.3.1. Relación con el inmunometabolismo, la inflamación y la reprogramación metabólica

Y nuevamente, hilando con la teoría central del capítulo, toca abordar su vínculo con la triada de elementos comunes a prácticamente todas las enfermedades. En el caso de las enfermedades autoinmunes, el desequilibrio inmunometabólico y la dependencia excesiva de la glucólisis son muy frecuentes. Algunos datos de esta relación son:

- Suele darse una proliferación en etapas tempranas de linfocitos Th1 y Th17 proinflamatorios con alta dependencia de la glucólisis.
- En la inflamación crónica, los linfocitos Treg pierden su capacidad de obtener energía vía OXPHOS y beta-oxidación de ácidos grasos.
- Es habitual una disfunción mitocondrial secundaria.

Tanto es así que la evidencia científica más reciente sugiere que la reprogramación metabólica de las células inmunitarias precede a la pérdida de tolerancia y podría ser uno de sus grandes desencadenantes. Esto quiere decir que la inflamación cronificada y ese desequilibrio hacia las vías glucolíticas a nivel inmune pueden ser un factor clave en la aparición de la autoinmunidad. Ahí es nada...

Curiosidad

En la enfermedad de Behçet, las defensas del cuerpo se activan más de la cuenta y provocan una inflamación repetida en diferentes partes del organismo, especialmente en la boca, los genitales y los ojos.

Lo curioso es que la podemos encuadrar dentro del espectro mixto autoinflamatorio-autoinmune, es decir, que tiene un desequilibrio propio del sistema inmune innato, pero también del adaptativo. Vive a caballo entre ambos tipos de enfermedad, si bien en este caso la parte autoinflamatoria sobresale.

Fuente: Gül, A., «Behçet's disease: an update on the pathogenesis».

7.4. Enfermedades y disfunciones mitocondriales

Si bien se suele utilizar el concepto de *enfermedad mitocondrial* de forma amplia, lo cierto es que pasa algo parecido a lo que veíamos en el apartado de enfermedades autoinflamatorias. Por una parte, tenemos las de origen monogénico, que son tristemente irreversibles y muy dañinas para los afectados, y, por otra, aquéllas en las que distintos genes estarán implicados, así como el estilo de vida y ambiente de quienes las padecen. Si hacemos una correcta distinción, a nivel científico encontramos:

- Mitocondriopatías primarias
- Disfunciones mitocondriales complejas o secundarias, estrechamente ligadas al inmunometabolismo

Las primeras son, en su inmensa mayoría, enfermedades monogénicas que afectan desde edades tempranas y suelen dañar más a los órganos que demandan mucha energía, como el cerebro, el corazón y los músculos. El síndrome de MELAS, con afectación principal en el cerebro y cuyas siglas hacen referencia al concepto de encefalomiopatía mitocondrial con acidosis láctica y episodios similares a ictus, o los de MERRF (epilepsia mioclónica asociada con fibras rojas rasgadas) y de Leigh, muy vinculados al sistema nervioso y los músculos, son algunos de los más conocidos.

Sin embargo, nosotros nos vamos a centrar en las segundas, las disfunciones mitocondriales complejas, que se asocian a un estado crónico de estrés oxidativo, inflamación y pérdida de flexibilidad metabólica que impacta en todo el organismo, pero especialmente en la señalización celular y la supervivencia de los tejidos. Porque, si bien en ambas está el nexo común del fallo mitocondrial y, por ende, metabólico, y su consecuente impacto energético en las células del cuerpo, en el caso de las disfunciones secundarias los afectados sí que tienen la capacidad de revertir esa problemática (la mayoría de las veces).

Con respecto a esto, estoy seguro de que te sorprenderá saber que dentro de este grupo podemos encuadrar las siguientes enfermedades:

- **Enfermedad de Parkinson:** en ella pueden existir mutaciones en los genes *PINK1* y *PARKIN* que provocan que las neuronas no puedan eliminar a las mitocondrias disfuncionales. La «basura mitocondrial» se acumula, intoxica la célula y provoca la muerte neuronal típica del párkinson.
- **Esclerosis lateral amiotrófica (ELA):** se pueden dar mutaciones en el gen *SOD1* (superóxido dismutasa 1), que normalmente protege a la mitocondria de la oxidación. Cuando está mutado, la enzima que codifica este gen se vuelve tóxica y se «pega» a la superficie de las mitocondrias, impidiendo que éstas generen energía de manera óptima. Esto afecta en especial a las neuronas motoras y las células de la glía que conocimos en el capítulo 1.
- **Enfermedad de Alzheimer:** aquí el protagonista es el alelo *APOE4*. Se ha descubierto que la proteína producida por este gen fragmenta las mitocondrias dentro de las neuronas. Las personas con esta variante genética tienen mitocondrias más pequeñas y menos eficientes años antes de desarrollar demencia, lo que las hace más vulnerables al daño cerebral.

No obstante, hay que hacer un matiz importante. En la mayoría de las ocasiones, las disfunciones mitocondriales serán la consecuencia y no la causa de estas y otras enfermedades asociadas. Pero el hecho de que nuestras mitocondrias no trabajen correctamente, si bien puede deberse a múltiples motivos, suele estar vinculado de manera casi inexorable a cómo vivimos.

Estos desequilibrios mitocondriales también los encontramos en la **diabetes tipo 2** y la **resistencia a la insulina**, donde el exceso de nutrientes y glucosa sobrecarga las mitocondrias generando un estrés oxidativo que impide que las células procesen la energía correctamente. Asimismo, se manifiestan en las **infecciones graves**, donde las mitocondrias entran en una especie de «hibernación» o disfunción aguda debido a la inflamación sistémica, lo que contribuye al fallo multiorgánico. En el caso del **hígado graso no alcohólico**, se sabe que la acumulación de grasa altera la estructura mitocondrial, lo que reduce la capacidad del hígado para quemar grasas y aviva la inflamación.

Pero el ejemplo más famoso es el **cáncer**, donde las células tumorales «secuestran» la función mitocondrial para crecer rápido y cambian su metabolismo para fermentar azúcar, en lugar de quemarlo eficientemente.

¿Cuál es el aprendizaje de todo lo anterior, desde mi punto de vista? Pues que, salvo en las infecciones graves que podríamos achacar a factores no controlables (aunque su incidencia, gravedad y mortalidad son claramente mayores en personas con problemas de salud previos), hablamos de contextos degenerativos donde la inflamación crónica está presente y es persistente y dañina. Además, también encontramos procesos de reprogramación metabólica de las células inmunes. De hecho, esos cambios metabólicos son el paradigma de la señalización crónica en pro de la inflamación y los desequilibrios inmunitarios provocados por procesos de larga duración en nuestro organismo.

El gran problema es que sus efectos son, a menudo, silenciosos. Ésa es la gran lacra de las enfermedades no transmisibles, de las que seguiremos hablando ahora.

En resumen, lo que me gustaría que nos lleváramos de este apartado es que, para el equilibrio global de nuestro organismo, también tenemos que pensar en las mitocondrias, porque suelen ser las grandes olvidadas.

Curiosidad

Existen mutaciones específicas en el ADN mitocondrial denominadas *12S*, como m.1555A>G y m.1494C>T, que son «silenciosas» en condiciones normales. Pero si una persona con estas mutaciones toma antibióticos para tratar infecciones de una familia de ellos, los aminoglucósidos, tendrá consecuencias nefastas.

En ese contexto específico, el fármaco se une a su mitocondria de forma irreversible y la destruye. El resultado es que la persona puede quedarse sorda permanentemente tras una sola dosis, mientras que alguien sin la mutación no tendría efectos secundarios. A este hecho se lo conoce como *ototoxicidad mitocondrial*.

Fuente: Gao, Z., «Mitochondrial DNA mutations associated with aminoglycoside induced ototoxicity».

7.5. Enfermedades no transmisibles

Y llegamos a las afecciones que, tristemente, nos rodean de manera significativa. Las enfermedades no transmisibles, también llamadas *enfermedades crónicas*, son afecciones de larga duración que no se contagian de una persona a otra. Lo habitual es que progresen lentamente, y suelen ser el resultado de una combinación de factores genéticos, ambientales y, sobre todo, de nuestros hábitos de vida.

Aunque existen diversas clasificaciones, vamos a destacar, en este caso, diez grupos de enfermedades:

- **Cardiovasculares:** son las que mayor mortalidad tienen a escala mundial. Cardiopatías (infartos, anginas, etc.), insuficiencias cardiacas o la hipertensión arterial son algunas de ellas.
- **Metabólicas y endocrinas:** diabetes mellitus tipo 2, obesidad, síndrome metabólico, hígado graso...
- **Respiratorias crónicas:** asma, apnea obstructiva del sueño o enfermedad pulmonar obstructiva crónica (EPOC), por ejemplo.
- **Cáncer**: abarca cualquier tipo.
- **Neurológicas y neurodegenerativas:** alzhéimer, párkinson, epilepsia, migraña crónica, etc.
- **Musculoesqueléticas:** artrosis, osteoporosis, lumbalgia crónica, fibromialgia...
- **Autoinmunes y autoinflamatorias:** son las que ya hemos analizado anteriormente.
- **Trastornos mentales y neuropsiquiátricos:** depresión, ansiedad, trastorno bipolar...
- **Renales crónicas:** la más conocida es la nefropatía diabética.
- **Digestivas crónicas no infecciosas:** enfermedad inflamatoria intestinal, síndrome de intestino irritable o pancreatitis crónica, por ejemplo.

Éstas son las comúnmente llamadas *enfermedades de la vida moderna*, por su vínculo con este contexto cargado de estrés, falta de tiempo, impulso por la productividad, dopamina, tóxicos y mala alimentación, entre otros aspectos.

¿Tienen todas ellas un vínculo con la inflamación? Sí, una inflamación metabólicamente inducida (metainflamación) y sostenida por un exceso energético, el estrés, las disfunciones mitocondriales y las señales de peligro endógenas (DAMP).

¿Tienen todas las de la lista un vínculo con los desequilibrios inmunitarios? También. Aunque en muchos casos el sistema inmune no iniciará como tal las patologías, ayudará a cronificarlas y amplificarlas.

Por todo ello, tenemos que cambiar nuestra manera de entender estas enfermedades, sobre todo porque su vínculo inmunitario es mucho más grande de lo que se ha creído hasta hace poco.

Te voy a poner un ejemplo paradigmático. La aterosclerosis ha sido considerada históricamente como un proceso mediante el cual las arterias se obstruyen porque se van depositando en ellas distintas moléculas (especialmente grasas). A medida que este fenómeno avanza, éstas se endurecen y pierden su capacidad natural de estirarse y contraerse. En ese contexto, las placas que provocan dicha obstrucción estarían compuestas de colesterol, otras moléculas grasas, calcio, células inflamatorias (macrófagos, células espumosas) y, normalmente, fibrosis. Son las denominadas *placas de ateroma*.

Cuando este proceso se alarga en el tiempo, contaremos con una inflamación crónica de base en todos los casos, que en los más graves podría provocar trombosis, infartos agudos de miocardio, ictus o isquemias agudas, entre otros. Sin embargo, y aquí viene lo importante, una creciente línea de investigación expone que este fenómeno se comporta como una enfermedad autoinmune dirigida contra la propia pared arterial.

Y es que dentro de las placas de ateroma se da una activación muy específica del sistema inmunitario adaptativo, especialmente de linfocitos T, los cuales estarían reaccionando a antígenos concretos del tejido vascular como si fueran extraños. Además, estos linfocitos muestran signos de pérdida de tolerancia inmunológica, con todo lo que ello conlleva.

Esto es cierto y, a su vez, hay que matizarlo. Hoy no existe consenso generalizado en la comunidad científica de que la aterosclerosis deba reclasificarse formalmente como una enfermedad autoinmune clásica, pero sí se considera que, como mínimo, cuenta con «algunos rasgos de autoinmunidad».

Con todo lo expuesto, pretendo sobre todo poner de relieve que es necesario abrir nuevamente nuestra mente hacia una comprensión más amplia de las enfermedades que nos aquejan. La obesidad es mucho más que una acumulación excesiva de grasa; conlleva inflamación, desequilibrio inmune en pro de los macrófagos de tipo M1 y una señalización inmunitaria constante. La diabetes tipo 2 no implica sólo que nuestro control de la glucosa se haya desequilibrado; esa resistencia a la insulina tiene una base mucho más profunda y se da en un contexto altamente inflamatorio. Y así podría seguir con la práctica totalidad de las enfermedades que he nombrado en este apartado.

Como seres humanos, nos suele gustar la respuesta breve, el camino fácil, la solución rápida. Y creo que eso merma nuestra capacidad para coger las riendas de la salud. Siempre es más sencillo pensar que la mala suerte ha sido la causante de los problemas, en detrimento de entender que un proceso de larga duración, y propiciado por hábitos propios, está en la base de la enfermedad.

Nos queda un pasito más que dar para culminar esta comprensión profunda del fenómeno inflamatorio como parte fundamental de las enfermedades que nos aquejan. Y es que, si todos los caminos llevan a Roma, en este caso, también nos conducen a la inflamación y a un exceso de glucólisis aberrante, mediada por el metabolismo de las células inmunes. Hablamos, en último término, de las enfermedades inmunometabólicas.

7.6. Enfermedades inmunometabólicas

Una enfermedad inmunometabólica es aquélla en la que existe una interacción patológica y sostenida en el tiempo entre el sistema inmunitario y el metabolismo. De este modo, las alteraciones metabólicas crónicas inducen a una disfunción inmunitaria y, a su vez, una respuesta inmunitaria mal regulada perpetúa el daño metabólico.

Hablamos de un contexto en el que se retroalimentan negativamente las células inmunitarias y todo el entramado a través del cual logran obtener su energía. Y se da un aspecto adicional: el metabolismo se convierte también en un regulador y señalizador indirecto de una respuesta inmune inflamatoria.

Entre las características principales de este tipo de afecciones, encontramos:

- Inflamación crónica de bajo grado, también conocida como *metainflamación*.
- Reprogramación metabólica de células inmunes, con un predominio de glucólisis, existencia de disfunción mitocondrial y alteración de los sensores energéticos, como AMPK o mTOR.
- Pérdida de la tolerancia inmunitaria (sin necesidad de autoinmunidad).
- Retroalimentación positiva entre el estrés metabólico, marcado por un exceso calórico, lipotoxicidad e hiperglucemia, y la activación inmune.

¿Sabes qué es lo curioso? Según la evidencia actual, la obesidad, la diabetes tipo 2, el cáncer, las enfermedades neurodegenerativas o el asma están en esta clasificación de enfermedades inmunometabólicas. Y es probable que con el paso de los años y la llegada de más estudios científicos, prácticamente todas las enfermedades que hemos visto en este capítulo puedan integrarse en este apartado.

Ante tal panorama te puedes preguntar: ¿depende ahora todo del inmunometabolismo? Demos respuesta a esta cuestión.

7.7. Metainflamación e inmunometabolismo: el puente entre exceso energético e inflamación crónica

La realidad es que durante muchos años la inflamación y el metabolismo se estudiaron como sistemas independientes. Sin embargo, la evidencia acumulada en las últimas décadas demuestra que ambos fenómenos están profundamente conectados.

Cuando hablamos de metainflamación, lo hacemos de una inflamación crónica, sistémica y de baja intensidad, propiciada por el exceso persistente de nutrientes y energía, y no por infecciones ni por daño agudo. Aquí tenemos una de las grandes claves. Este tipo de respuesta inflamatoria carece de valor adaptativo.

Evolutivamente, los organismos complejos, como el ser humano, hemos desarrollado potentes mecanismos para sobrevivir a la escasez, pero no existen defensas equivalentes frente al exceso energético crónico. En el entorno moderno, esos mismos mecanismos que nos permitían sobrevivir se convierten en una desventaja biológica. La comodidad y la facilidad de acceso a la comida nos está enfermando.

7.7.1. La inmunidad como regulador metabólico

Uno de los hallazgos clave que nos ha dejado el inmunometabolismo y que nos permite entender cómo se vincula el sistema inmune con una multiplicidad de enfermedades es que muchas citocinas inflamatorias actúan casi como hormonas que impactan en el metabolismo. Moléculas como el factor de necrosis tumoral alfa o interleucinas como IL-1β o IL-6 no sólo coordinan respuestas inmunes, sino que modulan directamente la señalización de la insulina, el manejo de lípidos y el metabolismo de la glucosa. Por ello, el exceso cronificado de la síntesis de este tipo de moléculas, que son afines a los contextos inflamatorios, puede derivar hacia una resistencia a la insulina, perpetuación de la obesidad, etc.

Precisamente, la obesidad suele ser uno de los ejes centrales de toda enfermedad moderna. El porqué es sencillo: el tejido adiposo actúa como un órgano inmunometabólico. Como ya te he indicado en varias ocasiones, la obesidad propicia la generación de una señal de alarma continuada para el sistema inmune. Ésta representa un peligro que es necesario resolver, pero que siempre está ahí. Y cuando esto pasa, se suele producir:

- Una infiltración progresiva de macrófagos proinflamatorios en el tejido adiposo.
- Aumento de citocinas que bloquean la acción de la insulina.
- Alteración de la comunicación entre los adipocitos (las células grasas), las células inmunes y los tejidos y órganos.

Pero, además, la ciencia ha identificado que la inmunidad adaptativa también se ve alterada en contextos de obesidad, existiendo un aumento de linfocitos T y B proinflamatorios, una disminución de linfocitos T reguladores y la aparición de autoanticuerpos y pérdida de tolerancia inmunológica.

7.7.2. Enfermedades vinculadas a la metainflamación

Con todo ello, ya hoy existe consenso acerca de que detrás de una multiplicidad de patologías está este desequilibrio inmunometabólico como base:

- Obesidad
- Diabetes mellitus tipo 2
- Enfermedades cardiovasculares
- Enfermedades neurodegenerativas
- Asma
- Envejecimiento acelerado y muerte prematura
- Cáncer

Y justo con el cáncer como paradigma de la desregulación inmune y metabólica vamos a cerrar el capítulo. Analicemos este conjunto de enfermedades, porque es ciertamente clarificador.

7.8. Cáncer: ejemplo perfecto de enfermedad inmunometabólica

El cáncer puede entenderse como uno de los ejemplos más representativos de patología inmunometabólica, debido a la estrecha interdependencia entre el estado energético de la célula tumoral y su capacidad para evadir los mecanismos de control biológico.

A nivel metabólico, muchas células cancerosas adoptan el *efecto Warburg* del que ya te he hablado: una reprogramación que prioriza la glucólisis anaeróbica (fermentación) y que prescinde de las vías mitocondriales. Éste hace que se obtenga energía rápidamente, pero a costa de una gran acumulación de lactato y una acidificación del microambiente tumoral, lo que genera un entorno hostil que compromete la función de las células inmunitarias.

Además, el consumo excesivo de glucosa, aminoácidos y otros sustratos esenciales por parte de las células cancerosas deja metabólicamente exhaustos a los linfocitos T y a las células NK, que no pueden ejercer su función como deberían. Es decir, que el metabolismo tumoral no sólo alimenta el crecimiento del cáncer, sino que desencadena un contexto de inmunosupresión.

Además de ello, a nivel inmunometabólico encontramos numerosas vías con una profunda desregulación, que favorecen una inflamación crónica que a su vez promueve la progresión del cáncer. Tanto es así que actualmente se han identificado los denominados *macrófagos asociados a tumores* (TAM). Hablamos de una multiplicidad de células que, por ejemplo en el carcinoma hepatocelular (el tipo de cáncer de hígado primario más frecuente en adultos), contribuyen a la evasión inmunitaria o la metástasis. Desgraciadamente, los mecanismos que impulsan la reprogramación de estos macrófagos y sus interacciones con el contexto tumoral siguen siendo poco conocidos en la actualidad.

Por todo ello, seguir pensando que este abanico de enfermedades al amparo del concepto *cáncer* depende únicamente de un cúmulo de mutaciones genéticas es un error. La ciencia lo tiene claro, en la base existe un desequilibrio sistémico en el que el metabolismo instruye al sistema inmune para tolerar la presencia del tumor.

Curiosidad

El llamado *efecto Warburg* se describió originalmente en células tumorales, que obtienen gran parte de su energía a partir de la glucólisis incluso cuando hay oxígeno disponible. Durante años se pensó que este comportamiento era exclusivo del cáncer, pero hoy sabemos que también ocurre en algunas células del sistema inmunitario, como los linfocitos activados o los macrófagos M1. Cuando estas células necesitan responder con rapidez, por ejemplo frente a una infección, cambian temporalmente su forma de obtener energía y recurren a una glucólisis acelerada que les permite generar energía y moléculas de forma rápida y ser eficientes en la respuesta inflamatoria.

Fuente: Vander Heiden, M. G., Cantley, L. C., y Thompson, C. B., «Understanding the Warburg effect: the metabolic requirements of cell proliferation».

7.9. Queremos, necesitamos y debemos cuidar la inflamación

Con todo lo expuesto, pudiera parecer que la inflamación es el gran peligro para nuestra salud, pero nada más lejos de la realidad. Como en otras tantas funciones corporales, lo que queremos es flexibilidad, es decir, que nuestras células y órganos tengan la capacidad de elegir lo que más conviene en cada caso y ser eficientes en los procesos para lograrlo.

No me cansaré de repetirlo, la inflamación es esencial para la supervivencia del ser humano, si bien es cierto que se convierte en peligrosa cuando perdemos la capacidad de resolverla. Y, como hemos visto, ese exceso de inflamación y su cronificación es un proceso en el que retroalimentan el sistema inmune y el resto de los actores inmunitarios, tanto a nivel metabólico como señalizador.

No obstante, quiero hacer una aclaración importante. La etiología de las enfermedades y sus factores de riesgo son mucho más complejos que los aquí expuestos. Por su extensión, no es posible abordar en mayor profundidad cada uno de ellos. En este sentido, el aparato inmunometabólico participa de muchas de estas afecciones, pero no pretendo que nadie piense que aquí se encuentra el santo grial y el único factor relevante. Importante, sí. Único, en absoluto.

En resumen, con todo lo que hemos visto hasta ahora espero haber puesto de relieve la importancia de equilibrar la inflamación y el metabolismo inmune, como conceptos base. Claro, esta frase corta implica centenares de aspectos diferentes a nivel molecular, nutricional, mitocondrial o microbiano. Por ello, en el último capítulo del libro vamos a desgranar uno a uno los aspectos esenciales para lograr tener un inmunometabolismo flexible y eficiente, a través de todo aquello que queremos potenciar, así como poniendo el foco también en lo que debemos evitar. Hablaremos de nutrición, autofagia, salud mitocondrial, microbiota, suplementación y mucho más.

Ah, y un aspecto importante más. Quiero romper con la idea de que para resolver los problemas relacionados con la inflamación basta con un reto de tres días o con tomar cúrcuma, jengibre y frutos rojos. Espero conseguirlo.

Desequilibrar nuestro organismo no es sencillo, como hemos explicado. Por ello, recuperar el equilibrio no será una tarea de corta duración, sino un proceso que deberíamos interiorizar y mantener para siempre. Veamos cómo.

8

Logra un inmunometabolismo flexible

Repite conmigo: «No hay que luchar contra la inflamación, hay que buscar flexibilizarla».

Ése creo que debería ser el mantra a repetir por todos los ciudadanos. Algo complicado, teniendo en cuenta la base de conocimiento existente actualmente sobre el tema y el hecho de que gran parte de la divulgación no ayude tampoco en este sentido.

Como hemos podido comprobar a lo largo de los capítulos anteriores, el desequilibrio es lo que induce la enfermedad y, por ende, cualquier cosa que podamos hacer para evitar que éste ocurra será un trabajo en favor de nuestra salud. Para ello, es importante que los actores implicados en su activación y resolución tengan a su alcance todo lo necesario para ser eficientes en estos procesos.

En ese sentido, nuestro foco lo podemos y debemos centrar en el funcionamiento inmunitario y mitocondrial, la eubiosis de nuestra microbiota y la flexibilidad metabólica e inmunometabólica. Estos factores tendrán a su vez implicaciones y ramificaciones a nivel hormonal, cardiovascular, digestivo, nutricional., etc.

Así pues, en este capítulo final vamos a profundizar en todo aquello que nos ayude a optimizar esos procesos. Para ello, hablaremos de nutrición (inmunonutrición, en este caso), actividad física, ayuno, cetosis, exposición al frío y al calor, suplementación y mucho más. Comencemos hablando de inmunonutrición.

8.1. Inmunonutrición

Hoy sabemos que el estado nutricional influye directamente en la capacidad del sistema inmune para responder a cualquier ataque y controlar la inflamación, así como que la activación del sistema inmune modifica el metabolismo y las necesidades nutricionales. Ambos aspectos se retroalimentan.

Pero no siempre fue así. La literatura científica que sustenta el impacto tanto de los componentes individuales (vitaminas, por ejemplo) como de los patrones dietéticos en los marcadores de la función inmunológica son relativamente recientes.

Esta visión se vincula al área de la denominada *inmunonutrición*, un concepto que puede definirse de manera formal como «el uso de nutrientes o compuestos bioactivos con capacidad de modificar la respuesta inmunitaria, con el objetivo de mejorar la evolución clínica en situaciones de infección, inflamación o daño tisular». Dichos nutrientes con efectos inmunomoduladores reciben el nombre de *inmunonutrientes* y actúan directa o indirectamente sobre el sistema inmunitario. Su impacto puede provenir de sus propiedades antioxidantes, la participación en la síntesis de anticuerpos, la activación de células inmunes, la mejora de la integridad de las barreras mucosas o la regulación de la producción de citocinas, entre otras.

Durante las primeras décadas tras su puesta en marcha, esta área de estudio se enfocó en el uso de fórmulas inmunomoduladoras a nivel clínico (en un intento de reducir la respuesta inflamatoria en el ámbito hospitalario o mejorar la cicatrización y reducir el riesgo de infecciones postoperatorias). Actualmente, ese conocimiento se ha trasladado hacia la prevención en materia de salud o el deporte, por ejemplo.

Nosotros vamos a aplicar todo ese saber, atesorado durante años, a los nutrientes, con el objetivo de poner de relieve cuáles son los más importantes para que nuestro sistema inmune funcione con eficiencia y que nuestra respuesta inflamatoria sea la adecuada.

8.1.1. Nutrientes que equilibran la respuesta inflamatoria

Arginina

La arginina es un aminoácido (la unidad básica que compone las proteínas) con un papel central en la regulación del sistema inmune, especialmente en contextos de activación, infección o estrés metabólico. Su función más conocida es servir como sustrato para que nuestro cuerpo pueda generar la enzima óxido nítrico sintasa, que a su vez permite la producción de óxido nítrico, una molécula clave en la inmunidad innata.

En estados de inflamación crónica o sepsis (reacción inmunitaria exagerada a una infección), la disponibilidad de arginina suele disminuir, lo que se asocia con disfunciones de la función vascular y un empeoramiento de la respuesta inmune.

Además de ello, sabemos que para la inmunidad adaptativa la arginina es esencial, sobre todo para la proliferación y función de los linfocitos T. Nuevamente, en contextos patológicos como los tumorales, la falta de este aminoácido conduce a un mal funcionamiento de las células T y a un estado de inmunosupresión. Y, por si fuera poco, también tiene un impacto inmunometabólico, al participar en la ruta mTOR, por ejemplo.

En conjunto, la arginina es mucho más que un simple nutriente, es un regulador estratégico del equilibrio entre activación e inmunosupresión.

¿En qué alimentos la encontramos? Frutos secos y semillas, legumbres, carnes y pescados, lácteos y huevos o cereales integrales.

Curiosidad

El óxido nítrico impacta, además de en el sistema inmunitario, en otras áreas como la presión arterial.

Por ello se busca potenciar su presencia en ámbitos tan dispares como la hipertensión arterial o el rendimiento físico. Ambos tienen el nexo común de la vasodilatación mediada por esta molécula. Lo curioso es que para ello se está estudiando desde hace algunos años el impacto del consumo de zumo de remolacha, el cual ha obtenido resultados prometedores. Y más impactante aún es saber que, para que esta vía funcione, no se deben usar enjuagues bucales justo después de tomarla, ya que éstos matan las bacterias de la lengua que son las encargadas de transformar los componentes de la remolacha (los nitratos) en nitritos, que son los precursores del óxido nítrico.

Fuente: Bonilla Ocampo, D. A., «Dietary nitrate from beetroot juice for hypertension: A systematic review».

Glutamina

La glutamina es otro aminoácido, en este caso el más abundante en nuestro plasma sanguíneo y tejidos. Es importante a nivel inmunitario por ser una de las principales fuentes de energía relacionadas con las células de alta tasa proliferativa, como los linfocitos y macrófagos.

Durante la activación inmunitaria, la demanda de glutamina aumenta de forma marcada. Y al igual que ocurre con la arginina, en situaciones de estrés sistémico sus niveles pueden descender, lo que compromete la eficiencia de la respuesta inmune.

Otra de sus funciones la encontramos a nivel intestinal, donde es esencial para la integridad de nuestra barrera, un aspecto muy relevante en todo el entorno de la inflamación. Además, en lo concerniente a la inmunidad adaptativa, sabemos que la glutamina es indispensable para la proliferación y diferenciación de los linfocitos T y B y regula distintas vías de señalización estrechamente ligadas al metabolismo inmunitario.

¿En qué alimentos la encontramos? Especialmente en los de origen animal, como carnes, pescados, lácteos y huevos, pero también (aunque en menor medida) en frutos secos, legumbres o verduras crudas, como la col y las espinacas.

Aminoácidos de cadena ramificada (BCAA): leucina, isoleucina y valina

Otro tipo de aminoácidos esenciales para el sistema inmune son los de cadena ramificada. Su nombre proviene de una característica química que no resulta relevante para el objetivo del libro y que sería engorroso explicar. Lo que sí debemos saber es que existen tres: leucina, isoleucina y valina. Todos ellos tienen un impacto a nivel energético, señalizador y regulador del metabolismo de las células inmunes. No obstante, se suele destacar la leucina por su vínculo con la ruta metabólica mTOR, con especial impacto en los linfocitos T y B.

Una disponibilidad insuficiente de BCAA se asocia a respuestas inmunes atenuadas y menor capacidad proliferativa. Además, los BCAA también participan (aunque indirectamente) en el mantenimiento de la integridad de la barrera intestinal.

¿En qué alimentos los encontramos? Ternera, pechuga de pollo, salmón, distintas legumbres y huevos, sobre todo.

Aminoácidos azufrados (metionina y cisteína)

Los últimos aminoácidos que vamos a destacar son los azufrados, en este caso, la metionina y la cisteína. Son de mucho interés, dado que se vinculan directamente con el principal antioxidante endógeno de nuestro organismo y eje central de la homeostasis redox y la defensa antioxidante, el glutatión.

Además, la metionina tiene un papel relevante en la regulación epigenética de genes implicados en la activación, diferenciación y memoria de las células inmunes. Por ello, alteraciones en la disponibilidad de metionina impactan directamente en la proliferación de linfocitos T y en la expresión de citocinas, al modular la intensidad y duración de la respuesta inmune. Por su parte, la cisteína, de forma colateral a través del glutatión, afecta al correcto funcionamiento de linfocitos, macrófagos y células NK, ya que permite controlar el estrés oxidativo generado durante la activación inflamatoria.

Desde una perspectiva inmunometabólica, los aminoácidos azufrados conectan el estado nutricional con la regulación de la inflamación y la tolerancia inmunitaria.

¿En qué alimentos los encontramos? Clara de huevo, nueces de Brasil, atún, pechuga de pavo y sésamo o ajonjolí, principalmente.

Hasta aquí, todo lo expuesto es dependiente de las proteínas, lo cual nos puede hacer reflexionar sobre su papel en nuestra salud. Pero sigamos avanzando.

Nucleótidos

Los citamos previamente en el capítulo 4, cuando hablábamos de metabolismo. Los nucleótidos son componentes esenciales para el sistema inmune, ya que constituyen la base estructural del ADN y el ARN y, por tanto, son imprescindibles para la proliferación (especialmente) y la diferenciación de las células inmunes.

Durante una respuesta inmune activa, sobre todo en linfocitos T y B, la demanda de nucleótidos aumenta de forma exponencial para sostener la creación de una gran cantidad de células inmunitarias. Además, en la inmunidad innata, actúan también como señalizadores, puesto que regulan la inflamación o la resolución, por ejemplo.

A nivel adaptativo, han demostrado efectos beneficiosos en la maduración del sistema inmune, en particular en etapas tempranas de la vida. Tanto es así que la leche materna es el alimento con el perfil de nucleótidos más equilibrado y específico para el ser humano. Dato, sin duda, clarificador.

¿En qué alimentos los encontramos? Vísceras, especialmente el hígado, extracto de levadura o espirulina.

Ácidos grasos omega-3 (EPA y DHA)

Dudo que exista un libro sobre salud en el que se aborde el apartado nutricional y no se citen los ácidos grasos omega-3. Actualmente, se han identificado once distintos, pero sobresalen tres de ellos: el ALA (ácido alfa-lipoico), el EPA y el DHA. Estos dos últimos son los que tienen un impacto inmunitario singular. En primer lugar, porque tienen un papel primordial en señalización inmunitaria a nivel celular. Además, participan en la síntesis de mediadores especializados en la resolución de la inflamación, que ya citamos en los primeros capítulos, como las resolvinas, protectinas y maresinas. Esto es especialmente relevante y convierte el omega-3 en uno de los componentes primordiales de un modelo de alimentación que busque el equilibrio inmunitario. De hecho, el área de conocimiento relacionada con el impacto de la no resolución de la inflamación en las enfermedades se encuentra en pleno crecimiento dado su impacto en la salud. Y ahí, estas moléculas dependientes especialmente del DHA y el EPA son las grandes protagonistas.

¿En qué alimentos los encontramos? Los EPA y DHA, en pescados azules (con gran diferencia) y algunos mariscos y cefalópodos, como las ostras, mejillones, langostinos, calamares o pulpo.

Vitamina A

Cuando pensamos en sistema inmunitario, lo primero que viene a la mente de la mayoría a nivel nutricional es la vitamina C y, en menor medida, la vitamina D. Sin embargo, no son las únicas vitaminas inmunomoduladoras. Y es que la vitamina A es fundamental para el sistema inmune, al actuar principalmente como un protector de las barreras naturales del cuerpo, sobre todo mediante la regulación de la producción de mucosidad, que es la que atrapa a los patógenos antes de que causen una infección.

Además, a nivel celular esta vitamina tiene participación directa en la creación de linfocitos T y B y es indispensable para que el cuerpo produzca anticuerpos (en concreto, la inmunoglobulina A). Y, por si fuera poco, también ayuda a equilibrar la respuesta inflamatoria.

Para que nos hagamos una idea de su impacto, su deficiencia se asocia con una mayor gravedad en enfermedades infecciosas, especialmente en niños.

¿En qué alimentos la encontramos? En su forma activa, en hígado, lácteos enteros o yema de huevo. Como sustancias que el cuerpo convertirá posteriormente (precursores), en zanahoria, boniato, calabaza, verduras de hoja verde o pimiento rojo, entre otros.

Vitamina C

Sí, la vitamina C es un micronutriente esencial para el sistema inmune. Pero, como estamos viendo, no actúa sola. Participa especialmente en el control del daño oxidativo, ya que protege a las propias células inmunes durante una respuesta inflamatoria aguda. En el entorno de la inmunidad adaptativa, la vitamina C modula la proliferación y diferenciación de linfocitos T y B y, en menor medida, contribuye a la síntesis de colágeno y al mantenimiento de distintas barreras epiteliales.

Su deficiencia se asocia a una mayor susceptibilidad a infecciones y respuestas inflamatorias desequilibradas, mientras que un aporte adecuado mejora la capacidad inmunitaria, sobre todo en situaciones de estrés fisiológico, infecciones o inflamación intensa.

¿En qué alimentos la encontramos? Pimiento rojo, perejil, col rizada y frutas como la guayaba, kiwi, fresas o papaya.

Vitamina D

Personalmente pienso que la vitamina D es una de las grandes infravaloradas de la salud en nuestra sociedad.

Para hablar de ella, lo haremos en orden inverso: primero veremos cómo podemos optimizar sus niveles, después explicaremos su funcionamiento. La exposición solar será fundamental, ya que, según la ciencia, a través de la alimentación incorporamos únicamente entre un 10 y un 20 por ciento del total circulante en nuestro organismo. Por tanto, la gran mayoría de la cantidad de esta vitamina va a depender del astro rey y, más concretamente, de los rayos UVB. Además, debes saber que en su proceso de síntesis participan sobre todo la piel, el hígado y los riñones. En resumen, debemos exponernos al sol para poder sintetizar entre el 80 y el 90 por ciento de la vitamina D que necesitamos y que, a nivel inmunitario, cumple roles primordiales.

A diferencia de otras vitaminas, casi todas las células inmunitarias tienen receptores para la vitamina D. Esto permite, por una parte, que la inmunidad innata pueda producir péptidos antimicrobianos, como la catelidicina, que destruyen directamente las membranas de bacterias y virus, en especial en los pulmones. Además, tiene un gran impacto en la regulación de la respuesta inflamatoria y la prevención de la autoinmunidad, ya que la vitamina D ayuda a que los linfocitos no se vuelvan reactivos. Y, anexo a ello, promueve la creación de células T reguladoras, que son las encargadas de enseñar al cuerpo a no atacarse a sí mismo, con lo que disminuye el riesgo de enfermedades autoinmunes.

Por todo ello es tan importante que nos expongamos al sol, de manera saludable, durante todo el año.

Vitamina E

La vitamina E cuenta con una función central en la protección del sistema inmune frente al daño oxidativo. Su principal mecanismo de acción es la neutralización de radicales libres en las membranas celulares ricas en grasas. Este efecto es especialmente relevante durante la activación inflamatoria, cuando la producción de especies reactivas de oxígeno aumenta de forma significativa.

Además, en la inmunidad adaptativa, la vitamina E modula la proliferación y función de los linfocitos T, con lo que favorece respuestas más eficaces y, en determinados contextos, una mejor generación de anticuerpos.

¿En qué alimentos la encontramos? Semillas de girasol, almendras, avellanas y piñones, sobre todo.

Vitaminas del grupo B (B6, B9 o folato y B12)

De las ocho vitaminas integrantes del complejo B, tres de ellas (B6, B9 y B12) son esenciales para que las células de defensa puedan multiplicarse rápidamente cuando detectan una amenaza.

- **Vitamina B6 (piridoxina)**: es la responsable de la producción de anticuerpos y de la comunicación entre las células inmunes. Sin suficiente B6, el cuerpo fabrica menos glóbulos blancos y el timo (el órgano donde maduran los linfocitos T) puede atrofiarse, lo que debilita nuestra capacidad de reacción.

- **Vitamina B9 (folato) y B12 (cobalamina)**: ambas trabajan en equipo para la síntesis de ADN.
- **Gestión de la inflamación**: estas tres vitaminas juntas ayudan a reducir los niveles de homocisteína, un compuesto que en exceso provoca inflamación crónica y daña los vasos sanguíneos, lo que dificultaría que las células inmunes lleguen rápido adonde se las necesita.

¿En qué alimentos las encontramos? Pescado (principalmente salmón y atún), pollo, pavo, verduras de hoja verde, legumbres como las lentejas o los garbanzos y vísceras, especialmente el hígado.

Curiosidad

Si has escuchado hablar de «vitaminas del complejo B», probablemente te haya quedado la duda de lo que significa ese término.

La explicación tiene un carácter histórico. A diferencia de las vitaminas A o C, que se identificaron al inicio como sustancias únicas, lo que hoy conocemos como *complejo B* se pensó en un principio que era una sola vitamina y más tarde se descubrió que no era así. Además, se da la circunstancia de que suelen encontrarse juntas en los mismos alimentos: si un alimento es rico en una vitamina B (como el hígado), es muy probable que contenga casi todas las demás del grupo.

Fuente: Hayashi, H., «Historical context of vitamin B».

Vitamina K

La vitamina K, tradicionalmente asociada a la coagulación sanguínea, desempeña también un papel relevante en la regulación del sistema inmune y de la inflamación, puesto que participa en distintos procesos de señalización celular, supervivencia y control de la respuesta inflamatoria. La solemos encontrar en el entorno de la inhibición de la inflamación y la reparación. Niveles bajos de esta vitamina se han asociado con mayor inflamación sistémica y con enfermedades crónicas de base inflamatoria.

¿En qué alimentos la encontramos? Verduras de hoja verde, crucíferas (como el brócoli y la coliflor) o hierbas frescas, como el perejil, en el caso de la vitamina K1. Quesos curados, vísceras o yema de huevo para la obtención de K2. La microbiota intestinal también es capaz de sintetizar esta vitamina dentro de nuestro organismo.

Zinc

Pasamos a hablar de minerales y oligoelementos. Su distinción entre ambos conceptos se basa en la cantidad que el organismo necesita: cantidades relativamente altas de los primeros y muy pequeñas de los segundos.

En este caso, hay un oligoelemento con especial importancia a nivel inmune, el zinc. Su impacto es tan profundo que participa en casi todos los aspectos de nuestras defensas, desde las barreras físicas hasta la memoria inmunitaria. Éstas son sus funciones más relevantes:

- **Desarrollo y entrenamiento celular:** es indispensable para la maduración de los linfocitos T. Sin zinc, el timo se encoge, lo que reduce drásticamente la capacidad del cuerpo para reconocer y atacar virus o células cancerosas.

- **Acción antiviral directa:** se ha demostrado que el zinc tiene la capacidad de bloquear la replicación de ciertos virus, al impedir que utilicen distintas enzimas para copiarse a sí mismos.
- **Antioxidante y cicatrizante:** protege a las células del daño oxidativo que ocurre durante una infección. Además, es clave para la integridad de la piel y las mucosas.

¿En qué alimentos lo encontramos? Ostras (con gran diferencia el alimento que mayor cantidad puede aportar), carne de ternera, semillas de calabaza o quesos curados, entre otros.

Selenio

El selenio es otro oligoelemento esencial para el sistema inmune por su impacto antioxidante y regulador, sobre todo por su relación con moléculas clave, como el glutatión. En la inmunidad innata, el selenio influye en la función de neutrófilos, macrófagos y células NK, al modular la producción de especies reactivas de oxígeno y la capacidad citotóxica. En la inmunidad adaptativa, es relevante para la proliferación y diferenciación de linfocitos T.

Por todo ello, la deficiencia de selenio se asocia de forma consistente con una respuesta inmune debilitada y mayor susceptibilidad a infecciones.

¿En qué alimentos lo encontramos? Nueces de Brasil,[2] pescados, mariscos, carnes y vísceras.

2. La cantidad de selenio en estos frutos secos es tan alta que no se recomienda consumir más de dos o tres unidades al día.

Hierro

El hierro es un elemento fascinante porque el sistema inmune lo utiliza como un arma de doble filo. Por un lado, es un nutriente esencial para que nuestras defensas funcionen, pero a su vez también es el alimento favorito de muchos patógenos. Por ello, el cuerpo ha desarrollado sistemas muy sofisticados para gestionarlo.

Éstas son las áreas más relevantes en las que participa:

- **Proliferación y energía celular:** al igual que las vitaminas del grupo B, el hierro es vital para la replicación de los glóbulos blancos y la producción de energía. Sin hierro, las células inmunitarias están «cansadas» y no tienen la fuerza necesaria para desplazarse y atacar a los invasores.
- **Mecanismo de ataque (ROS):** contribuye a crear radicales libres dentro de los macrófagos. Aunque solemos ver los radicales libres como algo malo, el sistema inmune los usa deliberadamente como «armas químicas» para destruir las bacterias que ha ingerido.

Uno de los problemas con este mineral es que en contextos de inflamación y enfermedad nuestro sistema inmune puede limitar sus niveles, en un intento de que no se convierta en fuente de energía para los patógenos y otras células que puedan amenazar nuestra salud.

¿En qué alimentos lo encontramos? Almejas y berberechos, hígado (de ternera o pollo), carne roja y lentejas en su formato seco.

Dos apuntes adicionales aquí. El hierro de origen animal (hemo) se absorbe mucho mejor que el de origen vegetal (no hemo). No obstante, la vitamina C puede duplicar o triplicar la absorción del hierro no hemo, así que es muy interesante su consumo de manera sinérgica.

Cobre

El cobre es tildado por muchos expertos como el «héroe olvidado» de la inmunidad. Y es que, aunque se necesita en cantidades muy pequeñas, es un protagonista importante para las defensas, ya que sin él muchas de las funciones de otros minerales y oligoelementos, como el hierro y el zinc, no podrían llevarse a cabo. Entre sus funciones más relevantes encontramos:

- **Producción de energía y supervivencia celular**: el cobre es un componente esencial de la enzima citocromo c oxidasa, que es la que permite a las células inmunitarias generar la energía necesaria para moverse, ingerir microbios y dividirse.
- **Poder antioxidante**: se trata de una sustancia clave para la síntesis de superóxido dismutasa (SOD), una de las enzimas antioxidantes más potentes del cuerpo.
- **Propiedades antimicrobianas**: el cobre tiene una capacidad única para destruir bacterias y virus al entrar en contacto con ellas.

¿En qué alimentos lo encontramos? Vísceras de ternera o cordero, mariscos, frutos secos y semillas, sobre todo.

Magnesio

Como ya hemos destacado en el libro, el magnesio es un micronutriente esencial para el sistema inmune por su papel como cofactor en más de trescientas reacciones enzimáticas, muchas de ellas implicadas en el metabolismo energético y la señalización celular inmunitaria. En la inmunidad innata, el magnesio modula la activación de macrófagos y neutrófilos, y también influye en la producción de citocinas y en el control del estrés oxidativo. Por ello, su deficiencia se asocia con respuestas inmunes atenuadas, mayor inflamación y disfunción en la comunicación entre células.

¿En qué alimentos lo encontramos? Semillas de calabaza, cacao puro (o chocolate con porcentajes altos), sésamo, frutos secos y legumbres.

Yodo

El yodo es un micronutriente esencial, cuya relevancia inmunológica se ejerce principalmente de forma indirecta, a través de su papel central en la síntesis de hormonas tiroideas (T3 y T4), las cuales regulan el metabolismo, la proliferación celular y la función del sistema inmune. Las hormonas tiroideas influyen en la maduración, activación y distribución de células inmunes, por lo que tanto la deficiencia como el exceso de yodo pueden traducirse en alteraciones de la respuesta inmune y del equilibrio inflamatorio. De hecho, en las enfermedades tiroideas, el exceso de inflamación es un rasgo muy identificativo, aunque en la mayoría de las ocasiones este aspecto sea infravalorado o desconocido.

¿En qué alimentos lo encontramos? Algas marinas,[3] pescados, mariscos o sal yodada, entre otros.

3. Al igual que ocurre con el selenio y las nueces de Brasil, la cantidad de yodo que contienen las algas es enorme, por lo que su consumo no debe ser excesivo.

Polifenoles

A diferencia de las vitaminas y minerales que hemos visto, los polifenoles no son nutrientes esenciales (el cuerpo puede sobrevivir sin ellos), pero sí que impactan en nuestra inmunidad.

- **Regulan la inflamación**: son expertos bloqueando las vías de señalización de moléculas proinflamatorias.
- **Modulan la microbiota**: alimentan a las bacterias beneficiosas, las cuales a su vez producen ácidos grasos de cadena corta que instruyen a las células inmunes sobre cómo comportarse.
- **Protegen el ADN inmunitario**: al ser potentes antioxidantes, defienden a los glóbulos blancos del daño oxidativo e, indirectamente, a su ADN, por lo que pueden replicarse sin errores.

¿En qué alimentos lo encontramos? Sobre todo en especias y hierbas secas. También en cacao puro, frutos rojos y algunos frutos secos como las castañas.

Ácidos grasos de cadena corta (SCFA)

Estos metabolitos producidos por la fermentación bacteriana de la fibra dietética en el colon representan un eje fundamental de comunicación entre la microbiota intestinal y el sistema inmune. Son compuestos con una función tanto energética como señalizadora, que refuerzan la tolerancia inmunológica y la homeostasis intestinal. Entre otros aspectos, favorecen la expansión y función de los linfocitos T reguladores, la producción controlada de citocinas y una reducción de la activación inflamatoria excesiva en macrófagos.

Como ya vimos en el capítulo 6, dedicado a la microbiota, estos ácidos grasos son esenciales para nuestra salud general y la inmunitaria en particular.

¿En qué alimentos lo encontramos? Mantequilla, quesos curados o los productos fermentados, pero sus cantidades son pequeñas y su absorción se produce en el intestino delgado, por lo que la ingesta no tiene prácticamente impacto a nivel inflamatorio ni inmunitario. Por ello, la manera de maximizar su producción es cuidando de nuestros microscópicos aliados.

Prebióticos y fibra

Relacionado también con nuestra microbiota, tenemos los prebióticos y la fibra.

Cuando hablamos de prebióticos nos referimos a sustancias que no podemos digerir y que llegan a nuestro intestino grueso, donde sí que pueden ser metabolizadas por las bacterias.

Aquí la fibra es la gran protagonista. Porque todos los prebióticos que ingerimos son fibra, pero con un matiz importante: no toda la fibra es prebiótica. Hay algunas sustancias, como la celulosa o la lignina, que no serán digeridas ni por nuestro aparato digestivo ni por nuestra microbiota. Pero eso no las convierte en algo sin valor, ya que son interesantes en cuanto a su potencial para regular el tránsito intestinal o generar saciedad.

Por ello la fibra es relevante para nuestra salud, ya que nos ayuda por igual a nivel «humano y microbiano». Tanto es así que la ciencia no deja lugar a dudas: las dietas bajas en fibra se asocian a una mayor incidencia de problemas relacionados con el colesterol, un peor control glucémico o una mayor inflamación sistémica, mientras que algunos metaanálisis han demostrado que cuando el aporte de fibra es adecuado, se reducen significativamente, por ejemplo, los eventos cardiovasculares.

¿En qué alimentos encontramos esa fibra prebiótica? Verduras, frutas, legumbres, cereales integrales y tubérculos.

8.1.2. Otros puntos importantes

Además de todo lo dicho, desde un espectro más general hay otros dos aspectos interesantes y destacables en lo que a inmunonutrición se refiere:

- **Balance energético**: para que el sistema inmunitario funcione correctamente es necesario cubrir las necesidades energéticas y evitar tanto la desnutrición como el exceso de energía. De hecho, un déficit energético se asocia con inmunodeficiencia, mientras que la obesidad, como hemos visto, favorece la aparición de la inflamación crónica que deteriora la defensa frente a infecciones.
- **Crononutrición y sueño**: la crononutrición estudia cómo el momento del día en que comemos influye en el metabolismo, las hormonas y la salud, más allá de qué o cuánto comemos. En este sentido, evitar las ingestas nocturnas, dormir bien y respetar los ciclos luz-oscuridad mejora la comunicación entre las vías de señalización metabólica como AMPK o mTOR, de las que hemos hablado.

8.1.3. Lo que debes evitar puede ser más relevante que lo que quieres incluir

En muchas ocasiones, en el entorno de la salud se da una paradoja. Una persona que quiere cambiar hábitos y cuidarse de una manera más consciente comienza a introducir elementos nuevos en su día a día. Moringa, espirulina, bayas de goji, kale, *açaí*..., pero no modifica aquello que le puede haber llevado a una situación de inestabilidad.

No quiero decir con esto que incluir los conocidos como superalimentos en nuestra dieta no pueda ser interesante. Mi intención es poner en valor que lo importante aquí es limitar aquello que tiene potencial de dañarnos y que suele estar presente, por desgracia, en la alimentación de una gran parte de la población.

Y aun estando seguro de que todos ellos te suenan (sobradamente), quiero aumentar tu conocimiento sobre éstos poniendo el foco en su impacto negativo en nuestro organismo.

Azúcares añadidos y refinados

Es quizá el enemigo número uno. Hoy sabemos que el consumo elevado de azúcar puede inhibir la capacidad de las células inmunitarias para atacar y destruir bacterias nocivas. Además, esa dependencia inmunitaria de la glucosa, agravada en contextos de inflamación crónica, se ve exacerbada por el consumo de productos cargados de azúcar, como los refrescos, la bollería industrial, los cereales azucarados o las chucherías.

¿Esto quiere decir que debemos evitar los hidratos de carbono sí o sí? La respuesta es: por supuesto que no. Pero tenemos que elegirlos bien e intentar evitar los productos que los contienen y son claramente insalubres.

Grasas trans y aceites vegetales refinados en exceso

Lo que conocemos como *grasas trans* son un tipo de ácidos grasos que han sido modificados industrialmente, con lo que se ha alterado su estructura. Su consumo se ha asociado de forma consistente con un mayor riesgo cardiovascular y metabólico, pero también sabemos que alteran la comunicación entre las células inmunitarias. Por ello, la comida rápida frita, las margarinas de baja calidad, los aperitivos embolsados y los precocinados, de manera general, hay que mantenerlos a raya.

Exceso de sal... o más bien de sodio

Aprovechemos para aclarar el tema de la sal, porque aún hoy seguimos sin tener claros los conceptos alrededor de ella.

La sal es un compuesto que usamos como condimento, mientras que el sodio es el mineral que contiene la sal y que es el responsable de sus efectos fisiológicos en el organismo. En este sentido, se estima que el sodio representa aproximadamente el 40 por ciento del peso de la sal. ¿Qué es el otro 60 por ciento? Cloruro.

Históricamente, por su vínculo con la hipertensión arterial o problemas renales y cardiacos, se ha tendido a demonizar a la sal. Sin embargo, el problema estaba sólo en cuatro décimas partes de ésta, es decir, en el sodio. Hemos partido por tanto de un error de concepto que ha propiciado, por ejemplo, cocinar sin sal cuando convivimos con hipertensión arterial, cosa que no tiene sentido alguno por múltiples motivos: la falta de yodo en la dieta porque en muchos casos la sal yodada es su única fuente, la falta de adherencia a ésta por propiciar elaboraciones muy poco palatables o el hecho de que gran parte del sodio ingerido por la mayoría de la población no viene del salero, sino del pan industrial, los embutidos, ultraprocesados...

Además, eso ha impedido que la gente entienda que tanto el sodio como el cloruro son esenciales para la vida, porque cumplen funciones relevantes a nivel nervioso, muscular o gástrico, por ejemplo. Así que el problema no es su presencia, sino el exceso crónico.

En este sentido, y esto es muy importante, la clave no está en el salero, sino, como indicaba, en panes, embutidos, quesos, salsas, precocinados o aditivos, como el glutamato monosódico o los conservantes y reguladores de acidez, es decir, en los productos donde la sal «no se ve».

Así que no tengas dudas: la sal, por los minerales que contiene, es muy importante. Ahora bien, estudios recientes sugieren que una dieta muy alta en sal (y por ende en sodio) puede alterar la función de los macrófagos y aumentar la respuesta autoinmune. Como siempre, en el equilibrio está la clave.

Alcohol

El alcohol es un inmunosupresor directo. Así, radical.

Entre otros aspectos, daña el revestimiento del tracto digestivo (donde reside el 70 por ciento del sistema inmune) y reduce la cantidad y eficacia de los linfocitos. ¿Existe el consumo moderado e inocuo? No.

Curiosidad

Si alguna vez escuchaste eso de que «una copa de vino al día» es saludable, tienes que saber que tal afirmación no surge de una guía médica moderna con una base científica sólida, sino de una confluencia histórica y cultural.

Básicamente, es una simplificación divulgativa de estudios epidemiológicos, como los que observaron que en Francia existía una menor mortalidad cardiovascular, pese a llevarse una dieta rica en grasas saturadas. La explicación de esta paradoja se achacó al vino tinto, por sus polifenoles, en especial el resveratrol, y esto condujo a la idea de que el consumo moderado de alcohol podría tener un posible beneficio cardiovascular. Hoy los datos muestran que no es así, que no existe un nivel de alcohol del todo seguro.

Fuente: Elaboración propia.

Alimentos ultraprocesados y aditivos

Como veíamos en el capítulo 2, dedicado a la inflamación, muchos aditivos tienen un potencial negativo para nuestro organismo y también para la microbiota intestinal, como los emulsionantes o los colorantes.

Salsas comerciales, helados envasados, platos «listos para calentar», bollería industrial y galletas, bebidas azucaradas... Este tipo de productos, entre otros muchos efectos, alterará el correcto equilibrio de nuestros microorganismos con lo que, indirectamente, el sistema inmune pierde su principal centro de entrenamiento y vigilancia.

Hasta aquí nos hemos adentrado en la parte nutricional del sistema inmune, pero... ¿qué hay de nuestras mitocondrias? Y, además de lo que ya hemos dicho, ¿existen otros factores alimentarios a tener en cuenta para que nuestra microbiota esté sana? Lo analizamos.

8.1.4. Nutrición mitocondrial

Como vimos en profundidad en el capítulo 3, dedicado a ellas, nuestras mitocondrias utilizan preferentemente ácidos grasos y glucosa para llevar a cabo su actividad principal, la generación de energía. Sin embargo, hay otros nutrientes que les son muy necesarios tanto para otras funciones como para la integridad de las propias mitocondrias:

- La **fosforilación oxidativa** depende críticamente de vitaminas y minerales específicos, como las vitaminas del complejo B o minerales como el hierro, cobre, magnesio y zinc.
- La **integridad de la membrana mitocondrial** necesita ácidos grasos de buena calidad, especialmente los omega-3 (EPA y DHA), y para ella también es importante evitar el exceso de grasas trans y los aceites refinados oxidados.
- Para su **acción antioxidante**, el selenio, los polifenoles o aminoácidos como la cisteína y la glicina son esenciales.
- En **otras rutas metabólicas**, la glutamina, la leucina y otros aminoácidos, como la metionina y la cisteína, son muy relevantes.

Todo ello se resume en la idoneidad de una dieta muy rica en nutrientes, con énfasis en alimentos integrales y grasas reguladoras de la inflamación. En este sentido, el pescado azul de pequeño tamaño, el aceite de oliva virgen extra, los frutos secos y semillas, las legumbres, vísceras como el hígado, el marisco, los frutos rojos y los huevos son muy interesantes.

8.1.5. Nutrición para la microbiota

En el caso de la microbiota, queremos que nuestra alimentación ayude en dos apartados concretos: que los microorganismos tengan disponibilidad de nutrientes para su correcto equilibrio y que nos ayude a mantener o recuperar nuestra permeabilidad intestinal. En este sentido, hablábamos un poco más arriba de la importancia de los prebióticos en forma de fibra, pero éste no es el único elemento relevante.

- Los **polifenoles** no sólo actúan como antioxidantes, sino que muchos llegan intactos al colon y modulan el tipo de microorganismos que forman parte de la microbiota.
- Las **grasas dietéticas** tienen un impacto muy significativo en la permeabilidad intestinal. Cabe destacar los ácidos grasos omega-3, que favorecen una mayor diversidad que protege la barrera intestinal, mientras que las grasas saturadas y ultraprocesadas se asocian a disbiosis y un exceso de la permeabilidad en ese conducto.
- La fibra no es el único nutriente que puede llegar intacto al colon. La **proteína que no se absorbe**, en especial la de origen animal, fermenta y en ese proceso genera, además de moléculas que nos benefician, sustancias potencialmente dañinas, como el amoniaco o el sulfuro de hidrógeno. En un contexto de salud, tendremos las herramientas para que esto no sea un problema, pero en organismos inflamados ese hecho lo potenciará aún más.
- Hay ciertos **micronutrientes**, como el zinc y el magnesio, que son imprescindibles para distintas funciones microbianas.

- Los **alimentos fermentados** que podemos ver como probióticos, por ejemplo, el yogur, el kéfir o el chucrut, también son interesantes. En la mayoría de los casos los microorganismos presentes no nos van a colonizar de forma permanente, pero aun así su aporte es muy positivo.

8.1.6. ¿Cómo enfocar, por tanto, nuestra nutrición?

Aquí hay una grandísima noticia: no tenemos que alejarnos de las pautas tradicionales de lo que entendemos como una nutrición saludable, pero sí que podemos y debemos hacer algunos ajustes. Verduras, hortalizas, legumbres, productos del mar, buenas fuentes de proteína animal, entre las que se incluyen los huevos, frutos secos, semillas y cereales integrales representarían el núcleo de la dieta. Nada extraño. Ningún alimento con propiedades extraordinarias.

Lo que sí queremos es que sea densa nutricionalmente, es decir, que esté cargada de macronutrientes, pero, sobre todo, de micronutrientes. Zinc, selenio, cobre, magnesio y vitaminas de todo tipo han sido nombrados decenas de veces en este capítulo y en los anteriores. Ahí reside una de las grandes claves.

Entre los ajustes que mencionaba antes, dar más importancia a los alimentos procedentes del mar sí que me parece un cambio sustancial respecto del patrón alimentario imperante. En España y diversos países de América Latina, el consumo de pescado y marisco va decreciendo y se sitúa por debajo de los promedios mundiales. Esto es una mala noticia. Nuestra carga de minerales como el yodo o el zinc depende en gran medida de ellos.

Otra de las puntualizaciones que podríamos hacer se

vincula a las frutas con piel. Desde un punto de vista general, siempre que podamos comer estos alimentos sin mondarlos, por salud, deberíamos hacerlo. El problema es que en nuestro entorno la capa externa suele estar cargada de xenobióticos, como los pesticidas o herbicidas. En ese sentido, acercarse hacia la agricultura ecológica sería interesante, aunque por desgracia es muy cara y muy pocos se la pueden permitir. En mi caso, pelo la fruta, aunque me gustaría no tener que hacerlo.

Vinculado con ello, también podemos hablar de las vísceras, un tipo de alimento muy infravalorado en nuestros días. Desde un punto de vista nutricional, los órganos como el hígado o los riñones son alimentos muy densos y cargados de micronutrientes y compuestos bioactivos. Sólo tienes que ver algún documental de animales cazadores para darte cuenta de que lo primero que hacen, sin excepción, es dar buena cuenta de las citadas vísceras, dejando el músculo para momentos posteriores. En su aporte nutricional está la clave. Lamentablemente, cuando hablamos de la ganadería intensiva, el consumo habitual de vísceras no es lo más recomendable. Metales pesados, residuos farmacológicos, pesticidas o una carga bacteriana superior a la aconsejable son algunos de los riesgos asociados a tomarlas en exceso. Por ello, la recomendación es limitarlas a una vez al mes, como idea general, y evitarlas en niños y mujeres embarazadas, o bien acercarnos hacia la carne ecológica certificada y de animales criados sólo con pasto aunque, de nuevo, esto no será accesible para la mayoría.

En resumen, queremos priorizar los alimentos que sabemos que nos hacen bien desde un punto de vista omnívoro, a la vez que otorgamos un papel algo más importante a pescados, mariscos y moluscos e introducimos las vísceras siempre que sea posible, con los matices que hemos expuesto.

Y si te preguntas hasta qué punto es importante el aparato nutricional en lo concerniente a la inflamación y las enfermedades, la respuesta es que mucho. La ciencia nos indica que es muy habitual encontrar estados de desnutrición y falta de nutrientes esenciales en las enfermedades autoinmunes y autoinflamatorias. Y en el caso de las enfermedades inmunometabólicas, como la obesidad, la diabetes tipo 2, el hígado graso no alcohólico o el síndrome metabólico, se da lo que se conoce como «la paradoja de la malnutrición por exceso». Son contextos donde el exceso de calorías y energía o el sobrepeso y la obesidad son habituales, así como también lo son la falta de nutrientes esenciales como el magnesio, el cromo, el zinc y numerosas vitaminas.

Por todo ello es tan importante nutrir nuestro sistema inmune, microbiota y mitocondrias, adecuadamente.

8.2. Potenciar el trabajo de nuestros propios desintoxicantes

Un aspecto que en muchas ocasiones se suele pasar por alto es el del increíble potencial de nuestro organismo para deshacerse de todo aquello que puede dañar su equilibrio.

En este terreno, el **hígado** es el principal órgano desintoxicante del cuerpo. Actúa como una auténtica planta de procesamiento químico, al transformar toxinas ambientales, fármacos, alcohol, hormonas y metabolitos propios, pero que queremos expulsar, en compuestos que pueden ser eliminados por distintas vías. ¿El problema? Si nuestro hígado está sobrecargado de tareas, estos procesos no se llevarán a cabo eficientemente. Si además existe una falta de micronutrientes, esto también afecta de manera significativa a su actividad. Los puntos claves para un buen funcionamiento hepático son:

- **Aporte adecuado de proteínas:** necesitamos especialmente aminoácidos como la glicina, cisteína y metionina.
- **Micronutrientes esenciales:** en concreto, debe haber zinc, selenio, vitaminas B2, B6, B12 y folato.
- **Verduras crucíferas:** vegetales como el brócoli, la col o la rúcula promueven la síntesis de enzimas importantes en el trabajo hepático.
- **Evitar la sobrecarga tóxica crónica:** deberemos rehuir el alcohol, ultraprocesados, pesticidas, exceso de fármacos...
- **Ritmo circadiano estable:** gran parte de la depuración hepática es nocturna.
- **Buena función mitocondrial:** se trata de un factor importante, ya que la detoxificación es energéticamente costosa.

Los **riñones** son otro de los órganos clave de esta expulsión de toxinas. En este caso, sobresalen por filtrar aproximadamente ciento ochenta litros de sangre al día mientras eliminan distintas sustancias dañinas en el proceso. Para su correcto funcionamiento, la hidratación es clave, así como contar con un buen equilibrio glucémico y de presión arterial o un aporte adecuado de potasio y magnesio.

También podemos hablar aquí del **trabajo intestinal**, que hemos citado indirectamente por su vínculo con la microbiota. Fibra dietética suficiente, integridad de la barrera intestinal y evitar procesos de estreñimiento serán claves en este sentido.

El olvidado **sistema linfático**, que es el encargado de transportar residuos celulares y macromoléculas hacia órganos de eliminación como el hígado y los riñones, también hay que cuidarlo. Movimiento regular, evitar el sedentarismo y una hidratación adecuada es lo más relevante.

Y podemos citar, por último, los **pulmones** y la **piel**, que se beneficiarán de la actividad física, principalmente, aunque hay otros factores relevantes.

Todo ello es ejemplo, una vez más, de esa dicotomía entre añadir sustancias a nuestro cuerpo para intentar mejorar o, justo en el espectro contrario, expulsar o dejar de introducir aquello que supone un problema. En este sentido, potenciar la capacidad de limpieza propia de nuestro organismo es una de las mejores maneras de intentar evitar enfermar.

Justo en esa línea, mi deseo es que este libro sea reflejo de que la clave está en el trabajo desde dentro hacia afuera. Tenemos un organismo absolutamente increíble y maravilloso. Enfermar es mucho más complicado de lo que la mayoría piensa, salvo en los casos en los que tristemente no podemos hacer nada para evitarlo, como veíamos, por ejemplo, en el entorno de las enfermedades autoinflamatorias monogénicas. Por ello, hoy más que nunca, es necesario potenciar todo lo bueno que tenemos. Ahí reside la clave para vivir en salud.

8.3. Importancia del ejercicio físico

No podíamos dejar de hablar de actividad física en este libro, por muchos motivos. Como hemos comprobado, el exceso de grasa tiene una ligazón directa con la inflamación, así como el sedentarismo y todo aquello que lo fomenta. Por eso, es lógico pensar que, si nos acercamos al espectro contrario, los efectos serán en este caso positivos. Y así es.

Podemos comenzar indicando que el ejercicio previene la disfunción metabólica asociada al sedentarismo. Al fortalecer la masa muscular, se crea un contexto de metabolismo activo que estabiliza los niveles de azúcar en sangre y mejora la capacidad del organismo para hacer frente a las agresiones externas. Además, la actividad física actúa como un estímulo regulador que optimiza la función mitocondrial, pues permite que las células cambien de sustrato energético según la demanda. En reposo o intensidades bajas, un cuerpo flexible oxida grasas de manera eficiente, mientras reserva el glucógeno para esfuerzos intensos. Esta transición fluida evita picos de glucosa e insulina, lo que reduce el estrés metabólico que suele desencadenar respuestas inflamatorias crónicas. Exactamente lo mismo que queremos lograr con las células inmunitarias. Ahora que hablamos de ellas, la ciencia nos ha permitido saber que el músculo actúa como un órgano endocrino, porque libera mioquinas, unas proteínas con un importante efecto antiinflamatorio sistémico. Se trata de moléculas que contrarrestan las citocinas proinflamatorias del tejido adiposo, lo que «limpia» el entorno celular y mejora la sensibilidad a la insulina. De este modo, el ejercicio previene que el sistema inmune permanezca en un estado de alerta constante y dañino.

Para su activación hace falta movimiento. Ya sea gracias a la contracción muscular, vía entrenamiento de fuerza, a través de rutinas cardiovasculares (incluido el deporte de alta intensidad) o bien al entrenar con reservas bajas de glucosa y glucógeno, las mioquinas dependen de un cuerpo activo.

Pero la relación entre la actividad física y el sistema inmunitario va mucho más allá. Hoy sabemos que la práctica deportiva regular combate la infiltración de macrófagos en el tejido graso, que, como hemos visto, es un proceso clave en las enfermedades inmunometabólicas. Además, estudios en animales indican que el ejercicio altera el metabolismo celular y mejora la función de las células innatas y adaptativas, ya que muchas de ellas, como los macrófagos, mastocitos y células T reguladoras, «participan» en los procesos de adaptación al entrenamiento. Y si además el ejercicio se hace a edades tempranas, el impacto de la actividad física parece reprogramar de forma duradera y positiva el inmunometabolismo. Casi nada...

Por todo ello, cuidarnos alternando la actividad cardiovascular con el ejercicio de fuerza, sin dejar de lado la alta intensidad, siempre que nuestro contexto lo permita, será vital para nuestra salud mitocondrial, inmunitaria y sistémica.

8.4. Restricción calórica, intervenciones de ayuno y el impacto de potenciar la autofagia

Ríos de tinta han corrido en los últimos años hablando del «ayuno intermitente», aunque mi percepción es que sigue sin quedar del todo claro para la mayoría de los ciudadanos qué es y qué potencial beneficioso tiene en la salud.

Por definición, el ayuno intermitente implica abstenerse voluntariamente de comer en intervalos que pueden ir desde las 12 horas hasta varios días. Dependiendo de lo que se alargue, podemos hablar de ayunos cortos, de larga duración (hasta 72 horas) o muy prolongados (que pueden ser superiores a 7 o 10 días). En nuestro contexto, lo normal es pensar en períodos cortos, de 12, 16 o máximo 24 horas. Los más largos suelen estar vinculados a estrategias concretas y muy controladas o, incluso, dependientes de contextos médicos supervisados.

Por su parte, cuando hablamos de restricción calórica, nos referimos a la reducción de la ingesta de energía (calorías) en porcentajes que pueden ir del 20 al 40 por ciento, pero sin modificar el patrón de comidas.

Si bien la práctica del ayuno intermitente no tiene por qué llevar asociada una restricción calórica, suele hacerlo de manera natural. Al bajar el número de comidas, es frecuente que también disminuya la cantidad de energía tomada a diario.

En este sentido, numerosos estudios (principalmente en animales) han destacado efectos positivos para nuestro sistema inmune vinculados al ayuno y la restricción calórica, como:

- Aumento en el número y la activación de neutrófilos.
- Bajada de la proporción de monocitos inflamatorios.
- Incremento de la actividad antitumoral de las células NK.
- Reducción de los niveles de moléculas proinflamatorias, como las interleucinas IL-6 o IL1β.

Sin embargo, hay un aspecto realmente importante aquí. Sabemos que si la restricción calórica es muy acusada y provoca una pérdida de peso (que suele ir de la mano de una pérdida de masa muscular), los efectos son negativos, ya que se disminuye la cantidad de células NK, lo que puede debilitar la inmunidad antiviral. Este hecho deja patente que el ayuno debe aplicarse de forma personalizada y con supervisión.

Pero además de todo lo dicho, y vinculado con ello, no puedo dejar de hablar de las sirtuinas, que ya te cité en capítulos anteriores. Se trata de una familia de siete proteínas (de SIRT1 a SIRT7) que actúan como sensores metabólicos, es decir, tienen la capacidad de detectar cuándo la célula tiene poca energía y activar mecanismos de supervivencia que nos hacen más fuertes y resistentes. Por ello, una de las líneas de investigación más potentes en lo que a inmunometabolismo se refiere se centra en ellas. En este ámbito, se está estudiando su gran potencial en la lucha contra esa inflamación vinculada al metabolismo (*inflammaging*) que ya hemos citado en varias ocasiones. También porque permiten que las células T vivan más y sean más eficientes en sus respuestas, o porque activan los procesos de «autofagia» o reciclaje celular. Esto permite que el sistema inmune elimine componentes celulares defectuosos antes de que causen problemas o enfermedades autoinmunes.

Por todo ello, las sirtuinas son tan interesantes. Y para ponerlas en funcionamiento, la restricción calórica y el ayuno intermitente se presentan como dos de las estrategias más importantes, aunque no las únicas. Incluir en la dieta polifenoles como la quercetina, que está presente en la cebolla o la manzana, el ejercicio de alta intensidad o la exposición al frío (a la que dedicaremos un apartado un poco más adelante) también son muy efectivos.

Si bien el ayuno intermitente y la reducción calórica pueden contribuir en este campo, en caso de implementarlas hay que hacerlo de manera controlada y, sobre todo, si no se tienen conocimientos al respecto, supervisada.

8.5. Dieta cetogénica y cuerpos cetónicos: ¿positivos para el inmunometabolismo?

Si en el aparatado anterior indicaba que el ayuno intermitente había tenido un gran impacto social y divulgativo, la dieta cetogénica no se ha quedado atrás en el último lustro. La dieta cetogénica consiste en un enfoque alimentario muy bajo en carbohidratos y alto en grasas que «engaña» al cuerpo para que deje de utilizar el azúcar como combustible y empiece a quemar grasa de forma prioritaria, convirtiéndola en cetonas (o cuerpos cetónicos) para obtener energía. Estas sustancias, como el beta-hidroxibutirato, son moléculas que produce el hígado a partir de la descomposición de las grasas. Científicamente, se consideran una especie de «combustible de emergencia» del organismo cuando no hay suficiente glucosa disponible.

Dejando atrás la controversia existente hoy día y acogiendo nuevamente el principio de precaución, ya que la ciencia no puede corroborar actualmente si es una estrategia saludable a largo plazo, vamos a analizar qué impacto puede tener el uso de esta herramienta en períodos cortos según los estudios.

En este sentido, lo que nos indica la evidencia más reciente es que el beta-hidroxibutirato tiene la capacidad de bloquear el ya famoso para nosotros inflamasoma NLRP3, que hemos visto vinculado a las enfermedades autoinflamatorias y autoinmunes. Además, parece que puede potenciar la inmunidad adaptativa, al aumentar la actividad de células T y B o mejorar la capacidad citotóxica de las células CD8+.

Pero, como enfoque nutricional restrictivo que es, también puede tener efectos negativos, por ejemplo, la conocida como *gripe keto*, que es habitual al enfrentarse por primera vez a ese estrés por falta de glucosa y que presenta síntomas similares a una gripe. También por el impacto pernicioso en la microbiota, al eliminarse en gran parte las fibras de frutas y cereales, con lo que la diversidad de bacterias intestinales puede cambiar. Por ello, extenderla en el tiempo no parece lo más idóneo.

No obstante, comentábamos en capítulos anteriores que la glucosa es el sustrato energético más relevante en momentos en los que el sistema inmune debe proliferar y atacar. En este sentido podemos preguntarnos: ¿la dieta cetogénica sería contraproducente?

Pues según la ciencia, y aquí se refrenda muy mucho el concepto de base de este libro, si el sistema inmunitario es metabólicamente flexible, esta alimentación no lo perjudicará, ya que se activarán tres mecanismos para compensar la falta de glucosa:

- **Gluconeogénesis:** es un proceso por el que el hígado se encarga de fabricar «nueva glucosa» a partir de otras sustancias como el glicerol (un tipo de grasa), los aminoácidos o el lactato.
- **Utilización de cuerpos cetónicos:** el beta-hidroxibutirato puede ser utilizado directamente por muchas células inmunes como fuente de energía alternativa, con lo que se reserva la glucosa para procesos donde es del todo necesaria.
- **El «efecto ahorro» de glucosa:** en un estado de cetosis bien llevado, el resto de tus órganos (como los músculos) dejan de consumir glucosa y pasan a usar casi sólo grasa. Esto deja libre la poca glucosa disponible en la sangre para el sistema inmune y el cerebro.

Por tanto, sin ser lo más eficiente, es posible que el sistema inmune no sufra efectos adversos ante situaciones concretas en las que necesite glucosa con urgencia.

En resumen, la cetosis puede ser una herramienta interesante en casos puntuales, sobre todo porque puede ayudar a romper con esa glucodependencia habitual en los estados de inflamación crónica, pero su implementación tiene que ser correcta para prevenir cualquier efecto adverso. De nuevo, es importante la supervisión de un profesional cualificado.

8.6. Sueño y ritmos circadianos

El sueño es uno de los grandes infravalorados de la salud. Personalmente siento que nos han vendido la moto de que podemos, e incluso debemos, dormir poco, producir mucho y entender el estrés como algo inherente a nuestro paso por este planeta.

¿Lo cierto? Nuestra biología indica justo lo contrario.

Muy vinculado a ello tenemos el concepto de *ritmos circadianos*. Si nunca has escuchado hablar de ellos, debes saber que hacen referencia a los cambios físicos, mentales y conductuales que siguen un ciclo aproximado de 24 horas y responden en general a la luz y la oscuridad.

En términos sencillos, es una especie de reloj biológico interno que le indica a tu cuerpo cuándo realizar cada función para que el sistema sea eficiente. Algunas de esas funciones vinculadas a los ritmos o ciclos circadianos son: la liberación de melatonina para que podamos dormir profundamente, la secreción de cortisol por la mañana para darnos la energía necesaria para despertar y estar alerta, el que nuestra temperatura corporal alcance su punto mínimo alrededor de las cuatro de la mañana para ahorrar energía y facilitar el reposo, o que la hormona de crecimiento tenga su pico principal durante las fases de sueño profundo nocturno para reparar tejidos. Por todo ello, el descanso por la noche y la sincronización circadiana son fundamentales para el equilibrio hormonal y metabólico.

En lo que a inmunometabolismo y sistema inmune se refiere, el impacto es tremendamente importante por múltiples aspectos:

- **Consolidación de la memoria inmune:** durante el sueño profundo, el cuerpo transfiere la información de las amenazas detectadas durante el día a las células T de memoria. Esto es lo que nos hace resistentes a enfermedades a largo plazo.
- **Limpieza del sistema glial:** el cerebro utiliza el sueño para eliminar proteínas tóxicas (como las beta-amiloides), un proceso con una importancia capital en el entorno de las enfermedades neurodegenerativas.
- **Las vías metabólicas AMPK y mTOR** se ven muy influenciadas por el correcto descanso.

- **Resistencia a la insulina:** incluso una sola noche de poco sueño (4 horas o menos) puede reducir la sensibilidad a la insulina entre un 25 y un 30 por ciento, lo que pone al cuerpo en un estado prediabético temporal.
- **Desajustes en la saciedad:** el sueño insuficiente baja los niveles de leptina y sube los de grelina, dos de las hormonas principales en el control del hambre y la saciedad, a la vez que provoca antojos por alimentos ultraprocesados y densos en calorías.
- **Inflamación crónica de bajo grado:** en contextos de falta de sueño se aumenta la producción de citocinas proinflamatorias.
- **Reducción de células NK:** se ha demostrado que una noche de privación parcial de sueño puede reducir hasta en un 70 por ciento la actividad de estas células, que son nuestra primera línea de defensa contra virus y tumores.

Y podría aumentar ese listado con muchos más aspectos a favor del sueño profundo y en contra de su privación.

Con todo esto, queda claro que hay que descansar correctamente. ¿Cuánto? Según la evidencia científica, los adultos necesitan entre 7 y 9 horas de sueño por noche, lo que suele corresponder a unos 4 o 6 ciclos de sueño, cada uno con una duración aproximada de 90 a 110 minutos, aunque existe cierta variabilidad individual.

Así que si te levantas más de una vez, sientes que te falta reposo o tienes despertares constantes, tu sueño no está siendo reparador y habría que prestarle mucha atención.

8.7. Control del estrés

Ya hemos hablado del estrés en capítulos anteriores. Sin embargo, teniendo en cuenta que afecta negativamente a los tres protagonistas principales de la inflamación (sistema inmune, mitocondrias y microbiota), no está de más considerar algunos de los aspectos concretos de ese impacto pernicioso.

Como ya sabemos, el cortisol (la hormona del estrés) es antiinflamatorio... hasta que deja de serlo. Cuando el estrés se cronifica, las células inmunitarias se «saturan» y dejan de responder al cortisol. Esto significa que esa especie de freno natural de la inflamación deja de funcionar y se liberan de manera descontrolada citocinas proinflamatorias que dañan los tejidos a largo plazo.

El control de la glucosa también se ve perjudicado. El cortisol alto provoca que el hígado produzca más glucosa ante un peligro (inexistente) que nunca se acaba. Ese exceso de glucosa y cortisol crónicos dificulta que las células absorban energía, lo que aumenta el riesgo, por ejemplo, de diabetes tipo 2.

En el caso de nuestras células inmunitarias (especialmente los monocitos y macrófagos), en ese contexto de falso peligro constante, cambian su metabolismo hacia la glucólisis rápida. Esto las vuelve más agresivas e inflamatorias, pero menos eficientes para combatir infecciones.

A nivel mitocondrial, se aumenta la producción de especies reactivas de oxígeno proinflamatorias y se liberan otras sustancias que generan alerta inmunitaria, como el ADN mitocondrial.

Y, finalmente, se altera la microbiota intestinal, lo cual es un golpe directo al metabolismo y la inmunidad, que aumenta la permeabilidad intestinal y acrecienta la respuesta inmune ante un exceso de toxinas en la sangre.

Por todo ello, uno de los grandes errores de nuestro tiempo es normalizar el estrés. Si en tu caso crees que éste es uno de los principales desencadenantes de posibles problemas de salud, no dudes en priorizar la ayuda profesional.

8.8. El universo de la suplementación antiinflamatoria y reguladora de la inflamación

Por motivos evolutivos, estamos diseñados para buscar el camino rápido. Por ello los suplementos están a la orden del día.

Y ojo, que no me parece mal. Creo firmemente en ellos (no en todos), pero teniendo el peso que deben. Nuestro estilo de vida siempre tendrá más impacto que los suplementos, por muy buenos que éstos sean de manera individual. De hecho, quizá deberíamos comenzar a llamarlos *complementos* en lugar de suplementos. Sea como fuere, en el universo inflamatorio e inmunitario son muchas las sustancias exógenas que pueden ayudarnos a encontrar ese reequilibrio y flexibilidad de la que llevamos hablando a lo largo de todo el libro. Analicemos algunos de ellos.

8.8.1. Micronutrientes del universo inmune

Siempre buscaremos que nuestra alimentación nos garantice el aporte adecuado a nivel micronutricional. Pero en caso de no ser así, hay ciertas vitaminas y minerales que puede ser interesante suplementarlas y que vimos al inicio del capítulo:

- **Magnesio:** impacta en centenares de reacciones enzimáticas diferentes, a la vez que permite la activación interna de la vitamina D.

- **Zinc:** es esencial para la división celular y la señalización inmunitaria.
- **Ácidos grasos omega-3 (EPA y DHA):** impactan en la resolución de la inflamación y son importantes para las membranas celulares.
- **Vitaminas del complejo B (especialmente B6, B9 y B12):** son críticas a nivel genético y mitocondrial.
- **Vitamina C:** tiene especial impacto a nivel inflamatorio y mitocondrial, sobre todo en contextos de estrés crónico.
- **Vitamina D:** como hemos explicado, depende en su mayor medida de la exposición solar. Desgraciadamente, vivimos en un contexto de hipovitaminosis D, a pesar de ser un país con muchas horas de sol.

8.8.2. Adaptógenos, un impulso natural para gestionar las emociones

Los adaptógenos son sustancias naturales (principalmente provenientes de plantas, raíces y hongos) que ayudan al cuerpo a resistir o adaptarse a diferentes tipos de estrés, ya sea físico, químico o biológico. Teniendo en cuenta la importancia que le hemos dado al control del estrés y las emociones, pueden ser de mucho interés, dependiendo del contexto individual de cada uno.

En ese sentido, podemos destacar varios de ellos.

Ashwagandha

Muy citada en los últimos tiempos, la *ashwagandha* (*Withania somnifera*) es probablemente el adaptógeno más famoso y estudiado del mundo. Su uso proviene de la medicina ayurvédica de la India y puede ayudar a reducir los niveles de cortisol y combatir la ansiedad. Su secreto reside en unos compuestos llamados *withanólidos* que ayudan a «apagar» la señal de alarma constante cuando estamos bajo mucho estrés, aunque su impacto puede ir mucho más allá.

Rhodiola rosea

La *rhodiola*, también conocida como *raíz de oro* o *raíz ártica*, es con toda seguridad el adaptógeno más utilizado para el rendimiento mental y la fatiga. A diferencia de la *ashwagandha*, que es más relajante, la *rhodiola* es activadora.

Sus dos componentes activos principales son las rosavinas y el salidrósido, que actúan directamente sobre el sistema nervioso central, con lo que mejora la forma en que las neuronas se comunican y optimiza el uso del oxígeno en las células.

Hongos medicinales

Utilizados preferentemente por las medicinas orientales de manera ancestral, los hongos medicinales actúan como poderosos adaptógenos.

El ***reishi*** (*Ganoderma lucidum*), más conocido como *hongo de la inmortalidad*, destaca por su capacidad para calmar el sistema nervioso y fortalecer el sistema inmune.

El ***chaga*** (*Inonotus obliquus*) es una fuente muy potente de antioxidantes, que protege a las células del daño oxidativo y la inflamación crónica.

Por otro lado, variedades como el ***cordyceps*** y la **melena de león** ofrecen beneficios específicos para el rendimiento y la claridad mental. El primero mejora la utilización del oxígeno y la producción de energía, mientras que la segunda estimula la memoria y la salud cognitiva.

Y, por último, tenemos el ***shiitake*** o *seta china*, que más allá de su uso culinario complementa este grupo con su capacidad para apoyar la salud cardiovascular y las defensas.

8.8.3. Sensibilizadores a la insulina (naturales)

Como hemos destacado, la resistencia a la insulina es uno de los factores comunes a una multiplicidad de enfermedades y participa profundamente en los contextos inflamatorios.

En este ámbito, varios son los suplementos naturales que pueden ayudarnos a revertir esa situación.

Berberina

Obtenida de distintas plantas medicinales, la berberina ha sido utilizada durante más de dos mil años en la medicina tradicional china y ayurvédica, sobre todo como agente antimicrobiano y antidiarreico.

Sin embargo, su interés científico moderno se centra en la activación de la ruta AMPK y su impacto en la mejora la captación de glucosa en músculo, así como por el hecho de que potencia la oxidación de lípidos. Además, modula la microbiota y la permeabilidad intestinales, a la vez que contribuye a una mejora sistémica del control glucémico y lipídico.

Ácido alfa-lipoico (ALA)

El ácido alfa-lipoico ayuda a que el azúcar que circula en la sangre entre mejor en las células, en especial en el músculo, y se utilice como combustible en lugar de quedarse acumulada. Esto tiene un impacto ostensible en la reducción del estrés oxidativo, el cual interfiere con la señalización de los receptores de insulina.

Y si bien es cierto que nuestro organismo puede sintetizar pequeñas cantidades y que también está presente en alimentos como las vísceras, las espinacas o el brócoli, su proporción es metabólicamente irrelevante, por lo que los efectos terapéuticos observados proceden de dosis suplementarias.

8.8.4. Probióticos

Pensando ahora en nuestra microbiota, podemos preguntarnos: ¿pueden los suplementos probióticos ser interesantes?

Si bien la ciencia nos indica que ciertos probióticos pueden reforzar la barrera intestinal (al mejorar la integridad de las células epiteliales, estimular la producción de sustancias antiinflamatorias y reducir las respuestas proinflamatorias excesivas), lo cierto es que sólo se recomienda su uso en contextos concretos, como la prevención de diarrea asociada a antibióticos, ciertas infecciones gastrointestinales y algunas patologías inflamatorias intestinales.

Por ello, mi perspectiva basándome en evidencia es que es mejor centrarse en potenciar y cuidar la parte prebiótica y probiótica de nuestra alimentación, en lugar de pensar en un suplemento probiótico.

8.8.5. Enzimas digestivas

Teniendo en cuenta que más del 70 por ciento de nuestro sistema inmune reside o se educa en el intestino, cuidar de su salud y correcto funcionamiento parece una estrategia acertada.

¿Entran aquí en juego las enzimas digestivas como suplemento?

Pues lo cierto es que se ha identificado que su beneficio potencial es mayor en personas con hipoclorhidria (baja secreción de ácido estomacal) o trastornos digestivos funcionales, como la diarrea, el estreñimiento o los reflujos. No obstante, una digestión eficiente es imprescindible a nivel inmunitario, puesto que impacta a nivel inflamatorio, en la absorción de micronutrientes clave o en la relación con la microbiota. Por todo ello, en caso de deficiencias digestivas, pueden tener sentido.

8.8.6. Suplementos antiinflamatorios

Y llegamos a la última gama, la de los suplementos antiinflamatorios.

Como está quedando patente a lo largo del libro, mi teoría es que no hay que luchar contra la inflamación, sino en pro de su reequilibrio. Y es que la inflamación no es un «error» del sistema, sino un mecanismo vital de defensa y reparación. El problema no es que ocurra, sino que no se resuelva.

Ahora bien, es cierto que existen situaciones en las que los sistemas nervioso e inmune están actuando sin control, y eso puede provocar desde dolor hasta ataques alérgicos. Es en esos contextos vitales en los que el uso de este tipo de suplementos, que son vistos como antiinflamatorios, podrían tener más coherencia. Algunos de ellos son los que veremos a continuación.

Comino negro

La *Nigella sativa* o comino negro, gracias a su componente activo, la timoquinona, es un gran inmunomodulador. Tiene la capacidad de reducir las citocinas proinflamatorias cuando están elevadas, pero también posee propiedades antimicrobianas y antioxidantes que apoyan la función celular.

En desequilibrios autoinmunes o alérgicos (como el asma o la rinitis), donde el sistema inmune está «confundido» y ataca lo que no debe, puede ser interesante.

Curcumina

La curcumina (el compuesto bioactivo más importante de la cúrcuma) es famosa por inhibir el factor nuclear kappa B, del que ya hemos hablado y que es algo así como el interruptor maestro que activa los genes de la inflamación.

Sin embargo, mientras lo hace, también es capaz de activar la vía Nrf2, otro interruptor, pero en este caso de la supervivencia celular y la defensa antioxidante en nuestro cuerpo, lo que provoca que el organismo genere sus propios antioxidantes de forma masiva. Esa capacidad de fomentar la resolución de la inflamación la convierte en una sustancia muy interesante.

Resveratrol

El resveratrol es un polifenol natural que encontramos en algunas plantas, las cuales lo producen como mecanismo de defensa ante amenazas externas, como infecciones por hongos, radiación ultravioleta o daño físico. La piel de la uva tinta, los frutos rojos de colores oscuros, como los arándanos y las moras, o la cáscara interna y fina de los cacahuetes lo contienen.

En este caso, hablamos de una sustancia que puede activar una de las sirtuinas de las que te hablaba anteriormente, la SIRT1. Esta proteína impacta también en el factor nuclear kappa B promoviendo que vuelva a su estado de reposo. Además, el resveratrol estimula la autofagia, lo que a menudo elimina la causa que mantiene al sistema inmune en alerta.

Quercetina

La quercetina es un flavonoide, es decir, un pigmento de origen natural que se encuentra en muchas frutas, verduras y granos. Destaca por su capacidad para gestionar la respuesta inmunitaria, al evitar, por ejemplo, que los mastocitos se vuelvan hiperreactivos, es decir, que no respondan de manera exagerada ante estímulos como el polen o ciertos alimentos.

Además, la quercetina también ayuda a gestionar las células senescentes, es decir, aquellas que han dejado de dividirse de forma permanente, pero que no mueren y que son una fuerte señal inflamatoria.

Y, por si fuera poco, ayuda a transportar el zinc dentro de las células. Recordemos que este mineral es uno de los más relevantes en cuanto a inmunidad.

EGCG o epigalocatequina galato

El EGCG o epigalocatequina galato es un polifenol que a su vez es el componente más potente del té verde. La ciencia ha demostrado que el EGCG favorece la producción de los linfocitos T reguladores, con lo que fortalece la capacidad de nuestro organismo de controlar la inflamación.

Además, también cuenta con una estructura química única, que le permite neutralizar radicales libres antes de que éstos dañen las membranas celulares y activen la alarma inflamatoria.

Andrographis paniculata

Utilizada principalmente en la medicina ayurvédica y tradicional china, su fuerte es la aceleración de la resolución de procesos infecciosos e inflamatorios que se han quedado estancados.

Su componente activo, el andrografólido, al igual que la cúrcuma, actúa sobre el factor nuclear kappa B, pero en este caso a nivel genético, para evitar que una célula siga fabricando sustancias inflamatorias una vez que el peligro ha pasado.

Nuevamente nos encontramos ante un suplemento prorresolución.

PEA o palmitoiletanolamida

La PEA o palmitoiletanolamida es una sustancia derivada del ácido palmítico, que actúa como modulador clave de la inflamación y del dolor, en especial en contextos de inflamación crónica y neuroinflamación.

La podemos sintetizar en el organismo en respuesta al daño en los tejidos, el estrés o la inflamación, pero también está disponible como suplemento. Su uso está bastante extendido en problemáticas que cursan con dolor o en casos de neuroinflamación.

SPM ('mediadores prorresolución especializados')

Hemos hablado a lo largo del libro del potencial de los mediadores lipídicos prorresolución, que llevan el nombre de resolvinas, maresinas y protectinas. Estas moléculas, derivadas de los ácidos grasos omega-3, son esenciales para que la inflamación pueda concluir correctamente, y de ahí que haya aumentado el interés por ellas en los últimos años.

En ese sentido, ya es posible encontrar suplementos exclusivos de estas sustancias o combinados con sus precursores (EPA y DHA). No obstante, se siguen descubriendo nuevos subtipos de estos SPM, por lo que es probable que el abanico de productos relacionados crezca en los próximos años.

8.8.7. Implicaciones finales sobre la suplementación

Como has podido comprobar, no he hablado de dosis ni de modo de empleo en ninguno de los suplementos o complementos anteriores. Porque, como no me cansaré de repetir, la clave reside en el estilo de vida al completo, y estas sustancias deberían complementar otras estrategias.

Además, hay que tener cuidado con la toxicidad que supone la ingesta excesiva de algunos de ellos, por ejemplo, el zinc, por lo que una vez más el asesoramiento es fundamental a la hora de incorporar este tipo de coadyuvantes a nuestra vida.

Porque, como en tantas cosas, más no es necesariamente mejor.

8.9. Otras intervenciones interesantes

Y, por último, tras haber hablado de nutrición, actividad física, descanso y ritmos circadianos o control del estrés y complementos, paso a hablarte de tres herramientas adicionales que pueden tener un impacto positivo en el funcionamiento mitocondrial e inmunitario.

8.9.1. Exposición al frío

Los baños en agua helada se han hecho virales en los últimos años, al amparo de la productividad y el crecimiento personal, pero lo cierto es que a nivel inmunitario pueden tener un impacto muy interesante.

Actualmente, la ciencia está demostrando que la exposición a las bajas temperaturas estimula la producción de leucocitos, reduce la liberación de citocinas proinflamatorias y promueve un entorno más atenuado a nivel inflamatorio. Además, sumergirse o ducharse con agua fría activa el nervio vago y el sistema nervioso simpático de forma controlada, lo que redunda positivamente en la gestión del estrés y la mejora del estado de ánimo.

Asimismo, es beneficioso para un tipo de grasa que poseemos todos, que quizá no conocías hasta que te la mencioné en el capítulo 3, la grasa parda o grasa marrón. Hablamos de un tipo de estructura adiposa de color castaño que cuenta con una altísima concentración de mitocondrias y cuya función principal se vincula a la termogénesis, es decir, la producción de calor para el mantenimiento de la temperatura corporal.

Pero, además de ello, la ciencia ha identificado que la grasa parda funciona como un refugio de células inmunes que ayuda a mantener el tejido sano y puede actuar como un señalizador de antiinflamación a través de unas moléculas denominadas *batoquinas*.

En este sentido, la exposición al frío es la estrategia principal para su activación, aunque el ejercicio físico intenso y un descanso adecuado también son relevantes.

8.9.2. Exposición al calor

Y en el espectro contrario tenemos la exposición al calor, principalmente a través del uso de saunas, baños térmicos o mantas infrarrojas. Lo interesante es que las temperaturas elevadas van a provocar un estrés térmico controlado en el organismo, el cual activa mecanismos de protección celular únicos, en especial a través de las denominadas *proteínas de choque térmico*.

Entre otros aspectos positivos, estas sustancias ayudan a reparar otras proteínas dañadas o mal plegadas, un proceso vital en enfermedades neurodegenerativas y autoinmunes. Asimismo, impactan en la preservación de la masa muscular, algo que es crucial en pacientes con enfermedades inflamatorias que no pueden realizar ejercicio de alta intensidad. Además, en el área cardiovascular tiene un impacto muy positivo, ya que mejora distintos aspectos a nivel endotelial y cardiaco.

Y, finalmente, la exposición controlada al calor destaca por facilitar la eliminación de toxinas a través del sudor o mejorar la fluidez de la linfa, con su consecuente desecho de residuos metabólicos de los tejidos inflamados.

8.9.3. Fotobiomodulación

En último lugar, quiero hablarte de una de las grandes tendencias virales de los últimos tiempos: la terapia de luz roja o infrarroja cercana, o, lo que es lo mismo, la fotobiomodulación.

Se trata de la exposición controlada a un tipo de onda de luz no dañina, que penetra en las capas de la piel y estimula distintos procesos celulares. Investigaciones recientes parecen indicar que esta terapia puede mejorar la función mitocondrial y modificar el perfil de síntesis de citocinas, al incrementar la cantidad de interleucinas antiinflamatorias. Además, parece tener un impacto positivo en la recuperación muscular, la salud de la piel, la reducción del dolor y la calidad del sueño.

No obstante, su investigación es aún incipiente, con lo que tendremos muchos más datos en un futuro cercano.

8.10. Flexibilidad metabólica e inmunometabólica: la meta

Con todo lo que hemos explicado, queda patente que nuestro objetivo es la búsqueda de flexibilidad, es decir, la capacidad de todos los miembros del entramado inmunitario de moverse entre la inflamación y la resolución o las diferentes vías energéticas dependiendo de su actividad o inactividad. Para ello, tenemos que cuidar aspectos tan dispares como los nutricionales, el sueño o la gestión del estrés.

Y, nos guste o no, somos producto de la evolución. Eso quiere decir que provenimos fisiológicamente de la incomodidad. El frío, el calor, la restricción calórica, la falta de oxígeno, la lucha tanto interna como externa a nivel microbiano, etc., han modulado a las personas hasta ser lo que somos hoy. Eso, junto con el hecho de estar viviendo en la sociedad que más facilita el bienestar que hayamos tenido nunca, hace necesario salir de la zona de confort. Porque, como hemos visto, estamos más habituados a la escasez que a la abundancia. Fiel reflejo de ello es ese desequilibrio tan habitual en las enfermedades, como hemos expuesto, en favor de la energía y la glucosa, aspecto que lleva inexorablemente al exceso de inflamación y el descontrol inmunitario.

En resumen, si queremos tener un metabolismo e inmunometabolismo flexibles, debemos cuidar nuestro sistema inmune, mitocondrias y microbiota, y aportar además estresores herméticos, esos que en dosis bajas o moderadas resultan beneficiosos para el organismo, pero que en cantidades altas serían tóxicos o dañinos, como el frío, la falta de nutrientes o la actividad física a intensidades altas.

Epílogo

Vivimos en una sociedad en la que, probablemente por desconocimiento, se odia la inflamación en lugar de amarla. Espero que a lo largo de los capítulos anteriores te hayas enamorado de la complejidad de este fenómeno tanto como yo y te unas a mi club de «fans de la inflamación».

Porque, como hemos visto, ella por sí misma no supone un problema. Lo crónico, desequilibrado, inestable o perturbado es lo que hay que corregir, en vez del elemento en sí. Y es que la inmunosupresión, es decir, impedir que el sistema inmune trabaje como sabe (y eso incluye el fenómeno inflamatorio), no es la solución. De hecho, el ejemplo más claro lo ofrecen las personas inmunodeprimidas, que son las que más peligro de enfermar corren. Pero, sin irnos al extremo, hoy la ciencia ha demostrado que los principales fármacos antiinflamatorios tienen múltiples efectos negativos en nuestra salud: los AINE (antiinflamatorios no esteroideos) se han relacionado con úlceras sangrantes y toxicidad renal, los inhibidores del factor de necrosis tumoral alfa con infecciones, o los esteroides con la inmunosupresión. Éstos son sólo algunos ejemplos.

Tenemos que romper de una vez con esa idea de «luchar en contra», y sustituirla por «trabajar para su correcto funcionamiento».

La inflamación representa quizá el aspecto más importante en lo que a supervivencia humana se refiere. Obviamente por sí sola no serviría de nada. Pero es la única garante para que nuestras defensas puedan actuar en pro de la salud.

Espero, de corazón, que hayas disfrutado y aprendido a través de este camino que hemos recorrido por el inmunometabolismo como protagonista inesperado. Se ha convertido en algo así como el deportista desconocido que de pronto sobresale en unos juegos olímpicos. Ése al que nadie tenía presente, pero al que se le coge un gran cariño.

A modo de resumen, quiero expresar que personalmente no me cabe duda sobre el poderoso vínculo que existe entre los problemas de salud y un mal funcionamiento inmunometabólico. El desequilibrio en favor de la glucosa (con el que he sido tan pesado) y la reprogramación del metabolismo inmunitario (en favor de las vías rápidas y proinflamatorias a la hora de conseguir energía) son la gran lacra de nuestra sociedad y están en la base de un sinfín de enfermedades.

Se ha hablado mucho en los últimos años de inflamación crónica de bajo grado, pero no se ha explicado realmente por qué sucede y qué implicaciones tiene, especialmente, la incapacidad del cuerpo de no resolverla. Espero que ahora quede claro.

Me despido de todos vosotros con una idea que llegó a mi mente mientras escribía *No lo llames inflamación* y que me parece curiosa, a la par que disruptiva, pero sobre todo muy real: un sistema inmune desequilibrado y continuamente inflamado te quiere obeso y diabético.

Abrazos.

Bibliografía

Ai, X., *et al.*, «Berberine: A review of its pharmacokinetics properties and therapeutic potentials in diverse vascular diseases», *Frontiers in Pharmacology*, 12, (2021), <https://doi.org/10.3389/fphar.2021.762654>.

Alfaro, S., *et al.*, «Involvement of inflammation and its resolution in disease and therapeutics», *International Journal of Molecular Sciences*, 23, 18 (2022), <https://doi.org/10.3390/ijms231810719>.

Almeida, A., *et al.*, «A new genomic blueprint of the human gut microbiota», *Nature*, 568, 7753 (2019), pp. 499-504, <https://doi.org/10.1038/s41586-019-0965-1>.

Amin, B., y Hosseinzadeh, H., «Black cumin (*Nigella sativa*) and its active constituent, thymoquinone: An overview on the analgesic and anti-inflammatory effects», *Planta Medica*, 82, 1-2, (2016), pp. 8-16, <https://doi.org/10.1055/s-0035-1557838>.

Arponen, S., *El sistema inmunitario por fin sale del armario*, Alienta Editorial, Barcelona, 2022.

Bäckhed, F., *et al.*, «Host-bacterial mutualism in the human intestine», *Science*, 307, 5717 (2005), pp. 1915-1920, <https://doi.org/10.1126/science.1104816>.

Baker, J. R., *et al.*, «The unfulfilled potential of mucosal immunization», *Journal of Allergy and Clinical Immunology*, 150, 1, (2022), pp. 1-11.

Belkaid, Y., y Harrison, O. J., «Homeostatic immunity and the microbiota», *Immunity*, 46, 4 (2017), pp. 562-576, <https://doi.org/10.1016/j.immuni.2017.04.008>.

Bhasin, M., *et al.*, «Relaxation response induces temporal transcriptome changes in energy metabolism, insulin secretion and inflammatory pathways», *PLOS ONE*, 8, 5 (2013), <https://doi.org/10.1371/journal.pone.0062817>.

Bonilla Ocampo, D. A., *et al.*, «Dietary nitrate from beetroot juice for hypertension: A systematic review», *Biomolecules*, 8, 4 (2018), <https://doi.org/10.3390/biom8040134>.

Bradford, L. L., y Ravel, J., «The vaginal mycobiome: A contemporary perspective on fungi in women's health and diseases», *Virulence*, 8, 3 (2017), pp. 342-351, <https://doi.org/10.1080/21505594.2016.1237332>.

Buck, M. D., *et al.*, «Metabolic instruction of immunity», *Cell*, 169, 4 (2017), pp. 570-586, <https://doi.org/10.1016/j.cell.2017.04.004>.

Buske-Kirschbaum, A., *et al.*, «Stress-induced immunomodulation is altered in patients with atopic dermatitis», *Journal of Neuroimmunology*, 129, 1-2 (2002), pp. 161-167, <https://doi.org/10.1016/S0165-5728(02)00168-6>.

Byndloss, M. X., *et al.*, «Microbiota-activated PPAR -γ signaling inhibits dysbiotic Enterobacteriaceae expansion», *Cell Metabolism*, 26, 5 (2017), pp. 759-770, <https://doi.org/10.1016/j.cmet.2017.09.001>.

Cain, T., *et al.*, «Effects of cold-water immersion on health and wellbeing: A systematic review and meta-analysis», *PLOS ONE*, 20, 1 (2025), <https://doi.org/10.1371/journal.pone.0317615>.

Calder, P. C., «Feeding the immune system», *Proceedings of the Nutrition Society*, 72, 3 (2013), pp. 299-309, <https://doi.org/10.1017/S0029665113001286>.

Cantet, J. M., Yu, Z., y Ríus, A. G., «Heat stress-mediated activation of immune-inflammatory pathways», *Antibiotics*, 10, 11 (2021), <https://doi.org/10.3390/antibiotics10111285>.

Carpenter, S., y O'Neill, L. A. J., «From periphery to center stage: 50 years of advancements in innate immunity», *Cell*, 187, 9

(2024), pp. 2030-2051, <https://doi.org/10.1016/j.cell.2024.03.036>

Casanova, A., *et al.*, «Mitochondria: It is all about energy», *Frontiers in Physiology*, 14 (2023), <https://doi.org/10.3389/fphys.2023.1114231>.

Chakrabarty, R. P., y Chandel, N. S., «Beyond ATP, new roles of mitochondria», *Biochemical Society Transactions (Biochemist, London)*, 44, 4 (2022), pp. 2-8, <https://doi.org/10.1042/bio_2022_119>.

Chassaing, B., *et al.*, «Randomized controlled-feeding study of dietary emulsifier carboxymethylcellulose reveals detrimental impacts on the gut microbiota and metabolome», *Gastroenterology*, 162, 3 (2022), pp. 743-756, <https://doi.org/10.1053/j.gastro.2021.11.006>.

Chooi, Y. C., Ding, C., y Magkos, F., «The epidemiology of obesity», *Metabolism*, 92 (2019), pp. 6-10, <https://doi.org/10.1016/j.metabol.2018.09.005>.

Daëron, M., «The immune system as a system of relations», *Frontiers in Immunology*, 13 (2022), <https://doi.org/10.3389/fimmu.2022.984678>.

De Baaij, J. H. F., Hoenderop, J. G. J., y Bindels, R. J. M., «Magnesium in man: Implications for health and disease», *Physiological Reviews*, 95, 1 (2015), pp. 1-46, <https://doi.org/10.1152/physrev.00012.2014>.

Dicks, L. M. T., «Gut bacteria and neurotransmitters», *Microorganisms*, 10, 9 (2022), <https://doi.org/10.3390/microorganisms10091838>.

Dompe, C., *et al.*, «Photobiomodulation: Underlying mechanism and clinical applications», *Journal of Clinical Medicine*, 9, 6 (2020), <https://doi.org/10.3390/jcm9061724>.

Donaldson, G. P., Lee, S. M., y Mazmanian, S. K., «Gut biogeography of the bacterial microbiota», *Nature Reviews Microbiology*, 14, 1 (2016), pp. 20-32, <https://doi.org/10.1038/nrmicro3552>.

Engelmann, B., y Massberg, S., «Thrombosis as an intravascular effector of innate immunity», *Nature Reviews Immunology*, 13 (2013), pp. 34-45, <https://doi.org/10.1038/nri3345>.

Erta, G., *et al.*, «Salivary amylase activity: A potential modulator of glucose homeostasis, insulin secretion, and appetite regulation», *Journal of Nutritional Biochemistry*, 148 (2025), <https://doi.org/10.1016/j.jnutbio.2025.110154>.

Faubert, B., *et al.*, «Metabolic reprogramming and cancer progression», *Science*, 368 (2020), <https://doi.org/10.1126/science.aaw5473>.

Feng, X., Zhan, H., y Sokol, C. L., «Sensory neuronal control of skin barrier immunity», *Trends in Immunology*, 45, 5 (2024), pp. 371-380.

Fiuza-Luces, C., *et al.*, «Exercise is the real polypill», *Physiology*, 28, 5 (2013), pp. 330-358, <https://doi.org/10.1152/physiol.00019.2013>.

Franceschi, C., *et al.*, «Inflammaging: A new immune-metabolic viewpoint for age-related diseases», *Nature Reviews Endocrinology*, 14, 10 (2018), pp. 576-590, <https://doi.org/10.1038/s41574-018-0059-4>.

Fukuda, K., Ito, Y., y Amagai, M., «Barrier integrity and immunity: Exploring the cutaneous front line in health and disease», *Annual Review of Immunology*, 43, 1 (2025), pp. 219-252.

Furman, D., *et al.*, «Chronic inflammation in the etiology of disease across the life span», *Nature Medicine*, 25, 12 (2019), pp. 1822-1832, <https://doi.org/10.1038/s41591-019-0675-0>.

Ganz, T., «Epithelia: Not just physical barriers», *Proceedings of the National Academy of Sciences*, 99, 6, (2002), pp. 3357-3358.

Gao, Z., Chen, Y., y Guan, M. X., «Mitochondrial DNA mutations associated with aminoglycoside induced ototoxicity», *Journal of Otology*, 12, 1 (2017), pp. 1-8, <https://doi.org/10.1016/j.joto.2017.02.001>.

García-Domínguez, M., «Neuroinflammation: Mechanisms, dual roles, and therapeutic strategies in neurological disorders», *Current Issues in Molecular Biology*, 47, 6 (2025), <https://doi.org/10.3390/cimb47060417>.

Gómez-Manríquez, J., *et al.*, «B cell development: Transcriptional regulation and immunological mechanisms in homeostasis», *Frontiers in Immunology*, 16 (2025), <https://doi.org/10.3389/fimmu.2025.1593338>.

Gómez-Romero, L., López-Reyes, K., y Hernández-Lemus, E., «The large scale structure of human metabolism reveals resilience via extensive signaling crosstalk», *Frontiers in Physiology*, 11 (2020), <https://doi.org/10.3389/fphys.2020.588012>.

Gül, A., «Behçet's disease: An update on the pathogenesis», *Clinical and Experimental Rheumatology*, 19, 5 (2001), pp. S6-S12.

Hammarlund, E., *et al.*, «Duration of antiviral immunity after smallpox vaccination», *Nature Medicine*, 9 (2003), pp. 1131-1137, <https://doi.org/10.1038/nm917>.

Hayashi, H., «Historical context of vitamin B», en *B vitamins and folate: Chemistry, analysis, function and effects*, Royal Society of Chemistry, pp. 3-20, Reino Unido, 2012, <https://doi.org/10.1039/9781849734714-00003>.

Hewlings, S. J., y Kalman, D. S., «Curcumin: A review of its effects on human health», *Foods*, 6, 10 (2017), <https://doi.org/10.3390/foods6100092>.

Hoffmann, C., y Weigert, C., «Skeletal muscle as an endocrine organ: The role of myokines in exercise adaptations», *Cold Spring Harbor Perspectives in Medicine*, 7, 11 (2017), <https://doi.org/10.1101/cshperspect.a029793>.

Hossain, M. S., *et al.*, «*Andrographis paniculata* (Burm. f.) Wall. ex Nees: A review of ethnobotany, phytochemistry, and pharmacology», *The Scientific World Journal*, 2014, <https://doi.org/10.1155/2014/274905>.

Hotamisligil, G. S., «Inflammation, metaflammation and immunometabolic disorders», *Nature*, 542 (2017), pp. 177-185, <https://doi.org/10.1038/nature21363>.

Hotamisligil, G. S., «Foundations of immunometabolism and implications for metabolic health and disease», *Immunity*, 47, 3 (2017), pp. 406-420, <https://doi.org/10.1016/j.immuni.2017.08.009>.

Huse, M., «Mechanical forces in the immune system», *Nature Reviews Immunology*, 17, 11 (2017), pp. 679-690, <https://doi.org/10.1038/nri.2017.74>.

Jacobs, H. T., «A century of mitochondrial research, 1922—2022», *The Enzymes*, 54 (2023), pp. 37-70, <https://doi.org/10.1016/bs.enz.2023.07.002>.

Janeway, C. A., Jr., «Approaching the asymptote? Evolution and revolution in immunology», *Cold Spring Harbor Symposia on Quantitative Biology*, 54 (1989), pp. 1-13, <https://doi.org/10.1101/SQB.1989.054.01.003>.

Jang, Y., *et al.*, «Identification of plastic-degrading bacteria in the human gut», *Science of the Total Environment*, 929 (2024), <https://doi.org/10.1016/j.scitotenv.2024.172775>.

Jiang, M., *et al.*, «A bibliometric analysis of macrophage-associated immune regulation in atherosclerosis: Advances in the mechanisms of pathogenesis», *Frontiers in Immunology*, 16 (2025), <https://doi.org/10.3389/fimmu.2025.1559360>.

Klein, S. L, y Flanagan, K., «Sex differences in immune responses», *Nature reviews Immunology*, 16, 10 (2016), pp. 626-638, <https://doi.org/10.1038/nri.2016.90>.

Kulas, P., *et al.*, «Investigations on the prevalence of the photo-induced sneezing reflex in the German population, a representative cross-sectional study», *European Archives of Oto-Rhino-Laryngology*, 274, 3 (2017), pp. 1721-1725, <https://doi.org/10.1007/s00405-016-4256-2>.

Kwon, Y. H., *et al.*, «Author correction: Chronic exposure to synthetic food colorant Allura Red AC promotes susceptibility to experimental colitis via intestinal serotonin in mice», *Nature Communications*, 14, 1 (2023), <https://doi.org/10.1038/s41467-023-38903-w>.

LaPoint, P., *et al.*, «Can vaginal seeding at birth improve health outcomes of cesarean section-delivered infants? A scoping review», *Microorganisms*, 13, 6 (2025), <https://doi.org/10.3390/microorganisms13061236>.

Li, X., *et al.*, «The intricate interplay among microbiota, mucosal immunity, and viral infection in the respiratory tract», *Journal of Translational Medicine*, 23 (2025).

Liu, H., *et al.*, «Energy metabolism in health and diseases», *Signal Transduction and Targeted Therapy*, 10, 1 (2025), <https://doi.org/10.1038/s41392-025-02141-x>.

Lizcano, F., y Guzmán, G., «Estrogen deficiency and the origin of obesity during menopause», *BioMed Research International*, 2014, <https://doi.org/10.1155/2014/757461>.

Louveau, A., *et al.*, «Structural and functional features of central nervous system lymphatic vessels», *Nature*, 523, 7560 (2015), pp. 337-341, <https://doi.org/10.1038/nature14432>.

Makowski, L., Chaib, M., y Rathmell, J. C., «Immunometabolism: From basic mechanisms to translation», *Immunological Reviews*, 295, 1 (2020), pp. 5-14, <https://doi.org/10.1111/imr.12858>.

Malla, S., Shahreen, N., y Saha, R., «Immunometabolism at the crossroads of infection: Mechanistic and systems-level perspectives from host and pathogen», *arXiv* (2025) (preimpresión).

Marchesi, J. R., y Ravel, J., «The vocabulary of microbiome research: A proposal», *Microbiome*, 3 (2015), <https://doi.org/10.1186/s40168-015-0094-5>.

Martino, J. V., Van Limbergen, J., y Cahill, L. E., «The role of carrageenan and carboxymethylcellulose in the development of intestinal inflammation», *Frontiers in Pediatrics*, 5 (2017), <https://doi.org/10.3389/fped.2017.00096>.

Mathis, D., y Shoelson, S. E., «Immunometabolism: An emerging frontier», *Nature Reviews Immunology*, 11, 2 (2011), <https://doi.org/10.1038/nri2922>.

Matzinger, P., «The danger model: A renewed sense of self», *Science*, 296, 5566 (2002), pp. 301-305, <https://doi.org/10.1126/science.1071059>.

Medzhitov, R., «Inflammation 2010: New adventures of an old flame», *Cell*, 140, 5 (2010), pp. 771-776, <https://doi.org/10.1016/j.cell.2010.03.006>.

Medzhitov, R., y Janeway, C. A., Jr., «Innate immunity: The virtues of a nonclonal system of recognition», *Cell*, 91, 3 (1997), pp. 295-298.

Mor, G., y Cardenas, I., «The immune system in pregnancy: a unique complexity», *American Journal Reproduction Immunology*, 63, 6, (2010), pp. 425-433, <https://doi.org/10.1111/j.1600-0897.2010.00836.x>.

Nejati, R., Kovacic, D., y Slominski, A., «Neuro-immune-endocrine functions of the skin: An overview», *Expert Review of Dermatology*, 8, 6 (2013), pp. 581-583, <https://doi.org/10.1586/17469872.2013.856690>.

Netea, M. G., *et al.*, «Trained immunity: A program of innate immune memory in health and disease», *Science*, 352, 6284 (2016), <https://doi.org/10.1126/science.aaf1098>.

Nong, Y., *et al.*, «M2 macrophages and tumor cells engage in a metabolic feedback loop to drive HCC progression». *Scientific Reports*, 15 (2025), <https://doi.org/10.1038/s41598-025-25673-2>.

Olin, A., *et al.*, «Stereotypic immune system development in newborn children», *Cell*, 174, 5 (2018), pp. 1277-1292, <https://doi.org/10.1016/j.cell.2018.06.045>.

Omar, I., *et al.*, «Molecular insights into T cell development, activation and signal transduction (Review)», *Biomedical Reports*, 22, 6 (2025), <https://doi.org/10.3892/br.2025.1972>.

O'Neill, L. A. J., Kishton, R. J., y Rathmell, J., «A guide to immunometabolism for immunologists». *Nature Reviews Immunology*, 16, 9 (2016), pp. 553-565, <https://doi.org/10.1038/nri.2016.70>.

Oronsky, B., Caroen, S., y Reid, T., «What exactly is inflammation (and what is it not)?», *International Journal of Molecular Sciences*, 23, 23 (2022), <https://doi.org/10.3390/ijms232314905>.

Panossian, A., y Wikman, G., «Effects of adaptogens on the central nervous system and the molecular mechanisms associated with their stress-protective activity», *Pharmaceuticals*, 3, 1 (2010), pp. 188-224, <https://doi.org/10.3390/ph3010188>.

Pasala, S., Barr, T., y Messaoudi, I., «Impact of alcohol abuse on the adaptive immune system», *Alcohol Research: Current Reviews*, 37, 2 (2015), pp. 185-197.

Petrosino, S., y Di Marzo, V., «The pharmacology of palmitoylethanolamide and first data on the therapeutic efficacy of some of its new formulations», *British Journal of Pharmacology*, 174, 11 (2017), pp. 1349-1365, <https://doi.org/10.1111/bph.13580>.

Platts-Mills, T. A. E., *et al.*, «Diagnosis and management of patients with the α-gal syndrome», *Journal of Allergy and Clini-

cal Immunology: In Practice, 8, 1 (2020), pp. 15-23, <https://doi.org/10.1016/j.jaip.2019.09.017>.

Pretini, V., *et al.*, «Red blood cells: Chasing interactions», *Frontiers in Physiology*, 10 (2019), <https://doi.org/10.3389/fphys.2019.00945>.

Rausch, L., y Kallies, A., «Molecular mechanisms governing CD8 T cell differentiation and checkpoint inhibitor response in cancer», *Annual Review of Immunology*, 43, 1 (2025), pp. 515-543, <https://doi.org/10.1146/annurev-immunol-082223-044122>.

Reiter, R. J., *et al.*, «Mitochondria: Central organelles for melatonin's antioxidant and anti-aging actions», *Molecules*, 23, 2 (2018), <https://doi.org/10.3390/molecules23020509>.

Rovina, K., Siddiquee, S., y Shaarani, S. M., «A review of extraction and analytical methods for the determination of tartrazine (E 102) in foodstuffs», *Critical Reviews in Analytical Chemistry*, 47, 4 (2017), pp. 309-324, <https://doi.org/10.1080/10408347.2017.1287558>.

Sarkar, D., Jung, M. K., y Wang, H. J., «Alcohol and the immune system», *Alcohol Research: Current Reviews*, 37, 2 (2015), pp. 153-155.

Sattler, S., «The role of the immune system beyond the fight against infection», *Advances in Experimental Medicine and Biology*, 1003 (2017), pp. 3-14, <https://doi.org/10.1007/978-3-319-57613-8_1>.

Schoeller, F., *et al.*, «ChillsDB: a gold standard for aesthetic chills stimuli», *Scientific Data*, 10, 307 (2023), <https://doi.org/10.1038/s41597-023-02064-8>.

Sedghi, L. M., Bacino, M., y Kapila, Y. L., «Periodontal disease: The good, the bad, and the unknown», *Frontiers in Cellular and Infection Microbiology*, 11 (2021), <https://doi.org/10.3389/fcimb.2021.766944>.

Shpichka, A., et al., «Skin tissue regeneration for burn injury», *Stem Cell Research and Therapy*, 10, 1 (2019), <https://doi.org/10.1186/s13287-019-1203-3>.

Sica, A., y Mantovani, A. «Macrophage plasticity and polarization: In vivo veritas», *Journal of Clinical Investigation*, 122, 3 (2012), pp. 787-795, <https://doi.org/10.1172/JCI59643>.

Singh, B. N., Shankar, S., y Srivastava, R. K., «Green tea catechin, epigallocatechin-3-gallate (EGCG): Mechanisms, perspectives and clinical applications», *Biochemical Pharmacology*, 82, 12 (2011), pp. 1807-1821, <https://doi.org/10.1016/j.bcp.2011.07.093>.

Suomalainen, A., *et al.*, «Mitochondria at the crossroads of health and disease», *Cell*, 187, 16 (2024), pp. 1-27, <https://doi.org/10.1016/j.cell.2024.06.018>.

Tan, D. X., *et al.*, «Melatonin as a potent and inducible endogenous antioxidant: Synthesis and metabolism», *Molecules*, 20, 10 (2016), pp. 18886-18906, <https://doi.org/10.3390/molecules201018886>.

Valenzuela, A., *Activa tus mitocondrias*, Alienta Editorial, Barcelona, 2023.

Valenzuela, A., *Estimula tu nervio vago*, Alienta Editorial, Barcelona, 2024.

Vander Heiden, M. G., Cantley, L. C., y Thompson, C. B., «Understanding the Warburg effect: the metabolic requirements of cell proliferation», *Science*, 324, 5930 (2009), pp.1029-1033, <https://doi.org/10.1126/science.1160809>.

Vanoni, F., Theodoropoulou, K., y Hofer, M., «PFAPA syndrome: A review on treatment and outcome», *Pediatric Rheumatology*, 14, 1 (2016), <https://doi.org/10.1186/s12969-016-0101-9>.

Venter, C., *et al.*, «Nutrition and the immune system: A complicated tango», *Nutrients*, 12, 3 (2020), <https://doi.org/10.3390/nu12030818>.

Vighi, G., *et al.*, «Allergy and the gastrointestinal system», *Clinical and Experimental Immunology*, 153, supl. 1 (2008), pp. 3-6, <https://doi.org/10.1111/j.1365-2249.2008.03713.x>.

Walsh, M. C., *et al.*, «Updating osteoimmunology: Regulation of bone cells by innate and adaptive immunity», *Nature Reviews Rheumatology*, 14, 3 (2018), pp. 146-156, <https://doi.org/10.1038/nrrheum.2017.213>.

Wang, L., *et al.*, «Hyperglycemia induces neutrophil extracellular traps formation through an NADPH oxidase-dependent pathway in diabetic retinopathy», *Frontiers in Immunology*, 9 (2018), <https://doi.org/10.3389/fimmu.2018.03076>.